抗肿瘤中药
分类药理研究

杨 柳 主编

全国百佳图书出版单位
中国中医药出版社
·北京·

图书在版编目（CIP）数据

抗肿瘤中药分类药理研究 / 杨柳主编 . -- 北京：
中国中医药出版社，2025.1（2025.3重印）
ISBN 978-7-5132-8528-5

Ⅰ . ①抗… Ⅱ . ①杨… Ⅲ . ①抗癌药（中药）—药理学
—研究 Ⅳ . ① R286.91

中国国家版本馆 CIP 数据核字 (2023) 第 212067 号

中国中医药出版社出版

北京经济技术开发区科创十三街 31 号院二区 8 号楼
邮政编码　100176
传真　010-64405721
北京盛通印刷股份有限公司印刷
各地新华书店经销

开本 880×1230　1/32　印张 8.25　字数 192 千字
2025 年 1 月第 1 版　2025 年 3 月第 2 次印刷
书号　ISBN 978 – 7 – 5132 – 8528 – 5

定价　45.00 元
网址　www.cptcm.com

服务热线　010-64405510
购书热线　010-89535836
维权打假　010-64405753

微信服务号　**zgzyycbs**
微商城网址　**https://kdt.im/LIdUGr**
官方微博　**http://e.weibo.com/cptcm**
天猫旗舰店网址　**https://zgzyycbs.tmall.com**

如有印装质量问题请与本社出版部联系（010-64405510）

编写说明

❦

　　中医药是中华民族在与疾病长期斗争过程中积累的宝贵财富，是中华民族璀璨文化的重要组成部分，几千年来炎黄子孙依靠中医药延续着民族的生存、繁衍和健康。今天，中医药在疾病防治中依然发挥着不可替代的重要作用，并显出特点和优势。恶性肿瘤作为一种常见病、多发病，严重威胁着人类健康和生命。寻找有效的抗肿瘤药物与方法，一直是世界医学界奋斗的目标。中医药防治恶性肿瘤历史悠久，在长期与癌魔斗争中积累了丰富的防癌治癌经验。

　　全书分上下两篇。上篇系统地介绍了中医学对肿瘤的认识及治疗策略，在阐明恶性肿瘤的中医病因病机、治则治法的基础上，介绍清热解毒、活血化瘀、祛湿化痰、软坚散结、以毒攻毒、扶正固本法等中医抗肿瘤治法的立法依据、主治证候、常用药物、配伍应用，以及临床实践与现代研究，特别对中医药在抗肿瘤综合治疗中减少放疗化疗不良反应研究情况进行概述。下篇收载了130味常用抗肿瘤中药，按清热解毒类、活血化瘀（止血）类、化痰祛湿类、软坚散结类、以毒攻毒类、扶正固本类介绍其性味归经、传统功效及临床抗肿瘤应用特点，并高度总结每味中药的现代研究情况。综观全书，内容丰富、资料翔实。

本书旨在为广大医药工作者及肿瘤防治研究人员提供有价值的参考资料，以期使抗肿瘤中药得到更加广泛的应用和验证，并积极开展中药新药研发，为人类早日攻克恶性肿瘤作出积极的贡献。本书力求科学性与实用性相结合。可供从事抗肿瘤研究与应用的科技工作者、医务工作者、研究生及相关人员参考。愿本书的出版能够给广大读者有益的启迪，也为肿瘤疾病的防治提供有益的帮助。

《抗肿瘤中药分类药理研究》编委会

2024 年 4 月

目　录

下　篇

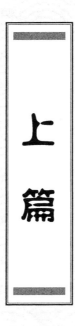

上篇

第一章 中医对肿瘤认识及治疗

肿瘤是机体在各种致瘤因素作用下，局部组织细胞在基因水平失去对其生长的正常调控，导致细胞异常增生而形成的新生物。肿瘤按其细胞分化程度、病理特点、临床表现及其对机体危害的不同，可分为良性肿瘤和恶性肿瘤两大类。恶性肿瘤具有高复发、易转移等特点，其发病率、死亡率极高，常伴随癌痛、恶病质等诸多并发症，是全球人群发病和死亡的主要病种之一。此外，随着疾病谱的改变，加之环境污染、饮食安全、生活压力增大等因素，恶性肿瘤已严重威胁人类的健康，影响着人群生存质量。中医药作为我国特有的治疗方法，因其减轻临床症状、延长生存期、防止复发或转移、毒副作用小等特点，在抗肿瘤、减轻治疗不良反应方面具显著效果，已成为当前研究的热点领域。

第一节 对肿瘤认识的历史及命名

中医对肿瘤的认识历史悠久，早在殷墟甲骨文就有"瘤"的记载。古医书经典《黄帝内经·灵枢·刺节真邪》提到"瘤"是由邪气久居，久而内着所致，将肿瘤分为筋瘤、肠瘤、骨瘤、肉瘤等。《晋书》有中医手术治疗记载："初帝目有大瘤疾，使医割之。"宋代陈言《三因极一病证方论》谓："瘤则有六：骨瘤、脂瘤、气瘤、肉瘤、脓瘤、血瘤。"并提出相应治则。元代朱震亨《丹溪心法》详细阐明乳癌病因症状、辨证论治、理法方药及治验过程。清代吴谦在《医宗金鉴·外科心法要诀》提出乳癌晚期转移症状为"乳癌初结核隐痛，溃后翻花胬出血"。此外清代医家喜用局部切开、艾灸、针刺等中医传统方法抑制肿瘤扩散，例如清代王洪绪在《外科证治全生集》写道："大忌开刀，开则翻花最惨。"

现代中医常按肿瘤发病部位、形态性质、特点等对其分类。例如根据发病部位分为肺积（息贲）、喉瘤（喉疳、喉岩、锁喉疮、破头症、开花疗、喉蕈、单松累症、双松累症）、耳蕈（耳痔、耳菌、耳挺）、胎瘤（红丝瘤）等；根据肿瘤形态分为癥瘕（肠蕈、石瘕）、瘿瘤、翻花疮（反花疮、石疗、石疽、黑疗）等；按肿瘤性质分为失荣（失营、脱营、恶核）、积聚、脂瘤（粉瘤）、崩漏等；按肿瘤特点分为茧唇、舌菌（舌疳、舌岩、瘰疬风、莲花风）、乳岩、肾岩翻花等。

恶性肿瘤归属于中医学的癥瘕、积聚、岩等病证范畴，中医医家对恶性肿瘤的病因病机具有较为成熟的认识，他们认为恶性肿瘤多属本虚标实，多是由正气亏虚、复感外邪等因素，造成机体脏腑失衡、气血失常、升降失司、阴阳失和而致气滞血瘀，痰浊凝结，蕴积成毒，久而成积。

第二节　肿瘤形成原因

中医认为肿瘤产生是由于体内正邪相争的结果，导致气滞、血瘀、痰凝、毒聚等病理变化，产生气、血、痰、毒等病理产物，日久成为肿瘤。从总体上可分为外因、内因两个方面。

外因多以外邪侵袭、饮食失调为主。中医认为癌瘤的发生与外邪侵袭有一定关系，现代医学也证明，80%的肿瘤患者患病与外界的致癌因素有关。当人体受风、寒、暑、湿、燥、火六淫之邪循经入脏，可使机体抵抗力降低，易于受邪毒侵袭，而致肿瘤，如《灵枢·九针论》曰："八风之客于经络之中，为瘤病者也。"此外，脾胃是气血之海，生化之源，为后天之本，当人体饥饱不匀，饮食不节，纵饮热酒，或过食肥甘、鱼腥乳酪黏滑难化之品均渐成积滞内停，蕴久化毒，诱发肿瘤。《医门法律》载："过饮浓酒，多成膈症。"《济生方》曰："过餐五味，鱼腥乳酪，强食生冷果菜，停蓄胃……久则结为癥。"均说明了脏腑功能失调及气血津液紊乱使邪自内生，导致津伤、气结而发生癌瘤。

内因多由七情内伤、脏腑内虚。七情内伤是指喜、怒、忧、思、悲、恐、惊七种情志变化异常。七情太过或不及，都会引起气血运行失常，气化成阻，气机不畅，可致气滞血瘀，脏腑功能失调，导致肿瘤的发生与发展。《素问·举痛论》云："怒则气上，喜则气缓，悲则气消，恐则气下……惊则气乱……思则气结。"《素问·通评虚实论》："膈塞闭绝，上下不通，则暴忧之病也。"七情内伤可直接影响机体正常生理功能，使脏腑气血紊乱，气滞血瘀，形成癌瘤。与现代医学的心理因素致癌观点完全一致。此外人体脏腑对肿瘤发生具重要影响，当脏腑内虚时，会发生阴阳失衡，气血不调，经络阻塞等，以致气滞、血瘀、痰凝、毒聚而成癌。如《灵枢·百病始生》载："风雨寒热，不得虚，邪不能独伤人。"如果精气旺盛、阴阳平衡、脏腑功能协调，很少发生癌瘤；反之，正气内虚者，多有积聚之病。明代申斗垣的《外科启玄》中指出："癌发四十岁以上，血亏气衰，厚味过多所生。"说明年龄愈大，脏腑愈虚，易发肿瘤。

第三节　肿瘤常用治疗方法

中医治疗肿瘤以整体观念、辨证论治为基础，常用治法为清热解毒法、活血化瘀法、化痰祛湿法、软坚散结法、以毒攻毒法、扶正固本法。

一、清热解毒法

肿瘤病情险恶，癌块溃破则流血、渗液、腥臭，溃而难收，多为内有邪毒，郁久化热所致。癌毒致病的特点：①由于病邪郁久皆能化火，所以癌毒性多偏热，热毒痰瘀胶结；②耗伤正气，易造成机体气血虚弱或阴虚阳损；③热性喜动，加上机体正气损伤，抗癌能力降低，所以热毒走窜，易于扩散。清热解毒法是运用寒凉解毒药，治疗各种热毒病证的治法。现代药理研究证实寒凉解毒药抗菌谱广，具消炎退热、散肿排毒或中和毒素作用，其药理作用主要是：直接抑制肿瘤细胞生长；调节机体免疫功能，促进淋巴细胞转化，激发和增强淋巴细胞的细胞毒作用，增强和调整巨噬细胞吞噬功能；调节内分泌功能；抑制肿瘤的核酸代谢；控制、消除肿瘤周围水肿，在一定程度上阻止肿瘤恶化及发展。

事实上，已经在常用的抗癌肿药物黄连、白花蛇舌草、山慈菇、蚤休、拳参、半枝莲、半边莲、穿心莲、鱼腥草、败酱草、金银花、贯众等得到验证。如白花蛇舌草，可广泛用于食管癌、胃癌、直肠癌、肝癌、宫颈癌、绒毛膜癌、膀胱癌、鼻咽癌、肺癌、淋巴肉瘤，以及白血病等多种癌症，均可使临床症状得到改善或基本消失。

二、活血化瘀法

《医林改错》曰："肚腹结块，必有形之血。"说明肿瘤形成与瘀血密不可分。此外临床观察证明晚期肿瘤患者普遍存在瘀血，如体内或体表肿块经久不消，坚硬如石或凹凸不平；皮肤暗黑、有斑块、粗糙，表明瘤体形成后阻碍气血运行，出现血行瘀滞。

活血化瘀法是运用活血化瘀药，起到增强消瘤散结作用。现代药理研究证实活血化瘀药能促进人体新陈代谢，改善血液循环，增加血管通透性，软化结缔组织。还能消炎止痛，改善肿瘤局部缺氧状态，提高对放射治疗敏感性，促进患者机体功能恢复，提高免疫力。具有理气活血或破血作用的药物多具辛味，辛则行散，故而其具有了消癥散结作用基础。有学者认为，活血化瘀中药可在改变血液流变性、改善微循环等多方面发挥很好的抗肿瘤活性。现在临床以行气活血或破血消癥为其主要功效，常用于肿瘤治疗的药物有莪术、三棱、大黄、山栀、丹参、姜黄、三七、赤芍、川芎、茜草等。其中，具有代表性的药物如莪术，既可行气，亦可破血，其挥发油制剂对多种癌细胞既有直接破坏作用，又能通过免疫系统使特异性免疫增强而获得明显的免疫保护效应，具有良好的抗癌作用。

三、化痰祛湿法

肿瘤的发生及发展与痰湿停滞、阻滞经络有关，因湿、痰均为津液代谢失常产物，痰凝湿聚则成核成块，经久不消逐渐增大增多。化瘀祛湿法是运用化瘀祛湿药，起到消散痰核作用。常用化痰祛湿类中药有白鲜皮、半夏、白芷、苍耳子、苍术、草乌、车前子、菖蒲等50味之多。以菖蒲为例，开窍豁痰、醒神益智、化湿开胃，对多种癌肿有较好的疗效，特别是对鼻咽癌的效果甚好，也常用治腹部肿瘤、食管癌、子宫颈癌等癌瘤中属痰湿内阻者。

但单用祛湿化痰治疗肿瘤并不多见，其常与理气、清热、软坚、通络、健脾、利水等法相合而用，不仅可以减轻症状，而且可使有些肿瘤得以控制。

四、软坚散结法

肿瘤形成后，多聚结成块，质硬、坚若磐石，故可采用软坚散结法消散结聚，治疗肿瘤。《素问·至真要大论》载："坚者削之""结者散之""客者除之"。本法常用药物有海藻、昆布、海蛤壳、海浮石、瓦楞子、穿山甲、鳖甲等。如穿山甲，此药一是破血消癥，善于走窜，性专行散；二是其味咸，根据中医理论，咸味之药可软坚散结，不失为临床治疗组织增生类疾患的良药。有人以此药为君，治疗卵巢肿瘤，取得满意效果。

现代对恶性肿瘤的研究认为，原发性恶性肿瘤的发展及转移，主要靠肿瘤内新生血管的生成所致。如果阻断新生血管生成生长，即能使其组织缺血缺氧，肿瘤组织液化坏死。所以探寻破坏新生血管生长的方法非常重要。软坚散结药具备抑制肿瘤血管的作用。因为此类药物多是咸味或是动物类药，其中多含有硫酸多糖，硫酸多糖又是破坏和抑制肿瘤血管生成和发展的主要物质。例如守宫、海藻、昆布、鳖甲、夏枯草等皆含有硫酸多糖，近年来有人研究，从夏枯草、守宫中分离提取出具有抗氧化与免疫功能的硫酸多糖，能明显抑制肝癌细胞生长，且不影响正常细胞的存活与繁殖，所以运用软坚散结药治疗恶性肿瘤，已成为当今医界极为重视的治疗方法之一。

五、以毒攻毒法

癌毒是肿瘤病理关键，毒邪久居深陷，非攻不克。以毒攻毒法采用毒性剧烈、药性峻猛的有毒药物治疗毒邪痼疾。有毒中药是指治疗剂量与中毒剂量比较接近或相当，用药时安全系数小，易引起中毒反应的药物。古代很多医家在治疗恶性肿瘤过程中，采用"以毒攻毒"的治疗方法，例如陈实功的蟾酥丸、王洪绪的小金丹等。现代药理研究证实以毒攻毒药能杀伤、抑制肿瘤细胞，诱导肿瘤细胞凋亡、分化，治疗效果显著，临床多在综合治法中加以毒攻毒药或在病程某个阶段使用以毒攻毒药。临床常用的治疗药物有蛇、全蝎、蜈蚣、蟾酥、蟾皮、斑蝥、雷公藤、巴豆、砒石等。其中蛇、全蝎、蜈蚣、蟾蜍四味动物药，在"五毒"之内，并性善走窜，可通经络、达病所、散结块，故常被选用。但是，在临床使用本类药物时，既要考虑患者的体质、证型是否适用，还要严格控制用药剂量及疗程，尤其是巴豆、砒石、雷公藤等，以防机体受到药物的毒性损害。

此外在应用时也应本着"中病即止""得效停用"的原则，照顾正气，适可而止。

六、扶正固本法

肿瘤发病迅猛，邪毒嚣张，症情险恶，患者多表现为进行性消瘦，阴、阳、气、血等均偏虚。扶正培本法增强人体正气，调节阴阳、气血，以加强抵御和祛除病邪的能力，控制肿瘤生长，为进一步治疗创造条件。《素问·刺法论》载："正气存内，邪不可干。"也强调正气与疾病发生密不可分。人体的正气是维持人体正常生理活动的根本所在，一旦正气亏虚，邪可干也。或肿瘤已成，人体必然有一个自我对抗、调整及修复的机制，或曰邪正相争。如此循环，必然耗伤人体正气。因此，扶持人体正气是抗肿瘤治疗的一个重要手段。

临床上常用来扶持人体正气，并具有抗肿瘤作用的中药有阿胶、白术、人参、黄芪、茯苓、灵芝、薏苡仁、仙鹤草、绞股蓝、枸杞、刺五加、淫羊藿、补骨脂、五味子等。以人参为代表的具有补益作用的药物，其抗肿瘤作用的现代药理研究均有详尽报道。

多数扶正抗肿瘤药在应用时主要基于以下三点考虑：其一，提高机体自身的抗肿瘤能力，也就是说能强化人体的免疫反应，把机体内产生的"异性"组织识别出来并加以破坏、消灭和清除。其二，药物本身具有直接对抗肿瘤细胞的作用。其三，本类药物可不同程度地对抗及减轻肿瘤患者放化疗的不良反应。

第四节 对常见肿瘤的认识

1. 肺癌

肺癌是常见的恶性肿瘤，其病死率居全球常见恶性肿瘤首位。我国第三次死因调查显示，肺癌的病死率与30年前相比上升了465%，已取代肝癌成为我国癌症死亡的第一位。本病属于中医"肺积""肺壅"等范畴，病位在肺，与脾肾密切相关，因禀赋、六淫、饮食、邪毒等，导致肺失宣降，气机不利，血行瘀滞，痰浊内生，毒邪结聚而成。肺癌治疗宜扶正祛邪，扶正重在补益肺脾肾，调整气血阴阳平衡，祛邪重在清热化痰，祛瘀散结。扶正常用人参、麦冬、五味子、黄芪、茯苓、杜仲、续断、女贞子、龟板、阿胶、百合等。攻邪常用夏枯草、连翘、露蜂房、斑蝥、䗪虫、白英、黄芩、知母、桑白皮、贝母、厚朴、杏仁、桔梗、半夏、射干、枳实、丹皮、蟾蜍等。

2. 鼻咽癌

鼻咽癌是原发于鼻咽黏膜被覆上皮的恶性肿瘤，是我国常见肿瘤之一，尤其在广东发病率较高。据世界卫生组织粗略统计，世界上80%左右的鼻咽癌发生在我国。中医认为本病病位在鼻咽部，和肺密切相关。正气亏虚、痰热内阻为鼻咽癌的主要病机，其发病与肺、肝、胆功能失调关系密切。治疗原则为通窍解毒，除痰散结，育阴补气。治疗常用扶正中药有人参、麦冬、五味子、生地黄、黄芪、茯苓、当归，攻邪有夏枯草、皂角刺、射干、龙胆草、贝母、半夏、僵蚕、薏苡仁、土鳖虫、白茅根。

3. 乳腺癌

乳腺癌是发生于乳房组织的恶性肿瘤，严重危害妇女身心健康甚至危及生命，男性少见。全世界每年约有 120 万妇女患乳腺癌，有 50 万妇女死于乳腺癌。乳癌见于中医文献中的"乳岩""乳石痈""奶岩""翻花奶"等。乳癌的病位在乳房，病根在肝肾，病机与肝、胆、脾胃、肾关系密切。其病机特点是内虚与毒聚并存，内虚是冲任失调、忧郁伤肝、思虑伤脾、肝气郁结致肝肾阴虚，毒聚为痰浊滞结、瘀毒郁积、聚结成块。治疗原则为疏肝解郁，健脾养血，化痰散结。治疗常用扶正中药有当归、芍药、甘草、人参、黄芪、白术、茯苓、天门冬、龟板等；攻邪中药有柴胡、丹皮、栀子、枣仁、木香、陈皮、贝母、川芎、熟地黄、麝香、皂角刺、蟾酥、蒲公英、斑蝥、夏枯草等。

4. 食管癌

食管癌是指发生于食管黏膜上皮的恶性肿瘤，是人类较为常见的恶性肿瘤之一。食管癌见于中医文献的"噎""膈""噎膈""反胃""翻胃"等。病位在食道，属胃气所主，又与肝、脾、肾三脏密切相关。病因以内虚为本，为脾胃气虚、七情所伤及酒食过度损伤脾胃所致。肝、脾、肾功能失调，气、痰、血互结，津枯血燥而导致的食管狭窄、食管干涩是食管癌的基本病机与表现。食管癌中医治疗原则为益气养血，豁痰散结，补益肝脾肾。治疗常用扶正中药有黄芪、人参、茯苓、甘草、当归、大枣、生熟地黄、杜仲、山茱萸、枸杞；攻邪中药有陈皮、半夏、丹参、桃仁、露蜂房、蟾酥、薏苡仁、徐长卿、七叶一枝花、斑蝥等。

5. 胃癌

胃癌是指起源于胃黏膜上皮细胞的恶性肿瘤，其发病部位包括贲门、胃体、幽门。情志不舒，饮食不节，胃失和降，脾胃升降失常，运化失司，痰凝气滞，热毒血瘀，交阻于胃，积聚成块，是胃癌的主要病因。而正气亏虚，脏腑功能失调是发病的内在原因。气滞血瘀，痰湿内阻是本病的主要病机特点。本病治疗以行气活血、化痰祛湿、补脾益肾为治疗大法。胃癌治疗常用扶正类药有人参、甘草、茯苓、麦冬、大枣、当归、补骨脂，攻邪类药有附子、桃仁、赤芍、陈皮、香附、藤梨根、白英、赤芍、南星、厚朴、木香等。

6. 大肠癌

大肠癌是自盲肠至直肠的整个肠段的癌，多发于结肠、直肠，是胃肠道系统中最为常见的恶性肿瘤。在世界范围内，大肠癌在恶性肿瘤中排第三位，在癌症引起死亡病例中排第四位，每年有100多万大肠癌新发病例。在中国，大肠癌的发病率近来有上升的趋势，已高居恶性肿瘤第三位。发病年龄以40～60岁最多见，但30岁以下的亦占1/5，中位发病年龄45岁左右，男女发病率之比为（1.2～2）：2。大肠癌的发病多因脾不健运、湿热蕴毒下迫大肠，热伤肠腑脉络，毒聚成痈而成。正虚邪实、脾虚、湿毒、瘀滞是病理关键所在。本病病位在大肠，以正虚为本，湿、毒、瘀为标，虚实夹杂而致病，治疗法则为健脾祛湿、行气活血、解毒散结。常用来治疗大肠癌的扶正类中药有茯苓、熟地黄、炙甘草、当归等；攻邪类中药有白头翁、黄连、黄柏、败酱草、生苡薏仁、归尾、赤芍、槐角、黄芩、苦参、藤梨根、蚤休、桃仁、蒲公英、蟾蜍等。

7. 肝癌

肝癌是原发于肝细胞或肝内小胆管上皮细胞的恶性肿瘤，是世界最常见且恶性程度最高的肿瘤之一，发病率在恶性肿瘤中居世界第五位，死亡率居第三位。我国是肝癌的高发地区之一，其发生率约为 30.3/10 万，每年约有 14 万人死于肝癌，占全世界原发性肝癌死亡人数的 50% 以上，严重威胁着人们的健康及生命。肝癌的主要病因包括素体虚弱、情志抑郁、饮食不节、感受邪毒等。肝癌病变过程中每见肝气郁结、肝盛犯脾而致脾气亏虚；肝郁化火伤阴则肝阴受损，肝肾精血同源，肝阴血亏耗则连及肾水匮乏；肝与胆相表里，肝气失于疏泄则胆汁排泄不利，胆腑功能失调。本病病位在肝脏，与脾胃、肾、胆腑密切相关。其治疗原则为疏肝利胆、清热解毒、泻肝软坚、祛瘀消癥。常用治疗肝癌扶正中药有人参、黄芪、炙甘草、熟地、麦门冬、天冬、百合、玉竹、生地、天花粉、龟板、鳖甲、女贞子、枸杞子。

第二章 抗肿瘤中药的现代研究概况

西医一般采用三大疗法（手术、放疗、化疗）治疗肿瘤，疗效快捷，具一定治疗效果，但存在明显损伤及毒副作用。因而寻找、研发有效、无损伤、毒副作用小的抗癌药是医学界的重要研究课题。目前中药在肿瘤治疗研究方面已取得令人瞩目的成绩。

第一节 中药诱导肿瘤细胞凋亡研究概况

细胞凋亡又称为程序性细胞死亡，是机体为维持内环境稳定，由基因调控的细胞自主有序死亡的过程。正常情况下机体内细胞的增殖和凋亡可在体内达到一种平衡稳态；一旦细胞的增殖或者凋亡出现异常，打破平衡稳态，即可引发肿瘤。中药通过调节原癌基因或抑癌基因的表达诱导细胞凋亡，在肿瘤的发生发展过程中起着十分重要的作用。

中药诱导肿瘤细胞凋亡的机制与抑制肿瘤细胞 DNA 合成、诱导肿瘤细胞 TNF（肿瘤坏死因子）生成、阻滞肿瘤细胞周期等有关。刘京生等发现雄黄可抑制肿瘤细胞 DNA 合成，诱导小鼠肿瘤细胞凋亡，发挥抗肿瘤作用。陈梅婷等认为云芝多糖、香菇多糖、虫草多糖能诱生肿瘤细胞内 TNF，柴胡、当归、川芎、桂枝、茯苓等也均具良好诱生 TNF、提高 TNF 活性的能力，进而诱导肿瘤细胞凋亡。

另外许多中药有效成分能阻滞肿瘤细胞生长周期，使细胞增殖受阻，诱导其发生凋亡。例如莪术提取物榄香烯能将肿瘤细胞阻滞在 S 期，减少肿瘤细胞有丝分裂，抑制肿瘤细胞增殖，诱导肿瘤细胞凋亡。高良姜、侧柏叶、款冬花、银杏等中的槲皮素可将细胞周期阻断于 G2/PM 期，诱导癌细胞凋亡。此外黄芪苷元（100 ～ 200μg/mL）能引起肝癌细胞在 48 小时内凋亡，小柴胡汤也能使癌前期异常增殖的肿瘤细胞凋亡，但作用机制有待深入研究。

第二节　抗肿瘤血管生成及抗转移研究概况

近年来肿瘤研究的重大进展之一是确立了肿瘤血管生成在肿瘤发展中的重要地位及抗血管生成治疗的意义。肿瘤的生长分为两个阶段，即从无血管的缓慢生长阶段转变为有血管的快速增殖阶段，血管生成是实体瘤生长、浸润和转移的一个重要因素，因此，以切断肿瘤的血液供应为靶点，开发抑制血管生成剂为抗肿瘤研究的重要方向。

随着对肿瘤新生血管形成机制的深入研究，发现部分中药有效成分及复方具抗肿瘤血管生成及抗转移作用。如封颖璐发现人参皂苷及其数十种单体有甾体类激素样作用，诱导肿瘤细胞凋亡，抑制肿瘤血管生成。人参皂苷 Rg_3 能通过下调肿瘤 VEGF2 mRNA 及蛋白的表达量，阻滞肿瘤血管生成，抑制肿瘤生长、转移。董德刚观察参麦注射液中白藜芦醇能抑制血清MMP-2、MMP-9活性，上调金属基质蛋白酶组织抑制剂–1（TIMP-1）表达活性，抑制宫颈癌侵袭和转移。贯叶金丝桃素能够抑制MMP-2、MMP-9和u-PA表达，抑制癌症侵袭和转移。黄芩苷通过抑制MMP-2蛋白表达，促进TIMP-2表达，抑制肝癌BEL-7402细胞侵袭与转移。姜黄素能明显抑制裸鼠MCF-7乳腺癌移植瘤CD44v6的表达，降低黏附，抑制乳腺癌的浸润和转移。

第三节　中药减少放疗化疗不良反应研究概况

放化疗是治疗肿瘤常用方法，但抗肿瘤药选择性小，大多数细胞毒药杀伤肿瘤细胞时也损伤正常组织细胞，产生骨髓抑制、机体免疫力低下、消化道毒副作用等并发症。许多中药具增强免疫作用，能有效改善机体免疫抑制状态，明显减少放化疗的不良反应。

放疗对肿瘤细胞和正常组织细胞可同时产生生物效应和破坏作用，产生局部反应，引起全身一系列的变化。表现为头晕乏力，食欲不振，恶心呕吐，腹泻，全血细胞下降，骨髓抑制等。中医学认为，放射线属热毒之邪，易伤阴耗气，损伤脾胃功能，影响气血生化之源。放疗后早期多引起气阴两虚，后期多以热毒伤阴为主。故以益气养阴扶正中药为主，辅以清热解毒散结等祛邪治疗是放疗后最佳接力性治疗，坚持长期服用可明显提高治疗效果，对于提高远期疗效，减少肿瘤的复发和转移也至关重要。

化疗的目的是最大限度地杀死癌细胞而尽量减少对正常细胞产生不可逆损害。但当前大部分化疗药物的细胞毒性不仅作用于肿瘤细胞，同时也损害正常细胞，产生不良反应。主要表现为骨髓造血功能的抑制，免疫功能低下，个别药物还会对心、肾、肝及神经组织造成损害。临床和实验研究均证实许多中药及其制剂与化疗药物联合应用有很好的协同增效作用。例如六君子汤、当归补血汤能提高肝癌患者免疫功能，使 NK 细胞活性及淋巴细胞转化率增高。另外当归中多糖也具增强免疫力、抑制肿瘤作用，灵芝中多糖对 T 细胞及亚群具明显影响，可增加混合淋巴细胞培养中 T 细胞回收量，增强细胞毒 T 淋巴细胞杀伤功能，牛膝中多糖具有显著增强机体免疫功能，升高血清补体和抗体分泌细胞数目，提高血清免疫球蛋白 IgG 水平。

第三章　抗肿瘤中药不良反应及安全评价

中药治疗是抗肿瘤重要手段之一，能辅助手术、放化疗，提高治疗效果，明显提高肿瘤患者生活质量。传统观念认为中药毒副作用小，但近年来某些中药引发的药品不良反应／药物不良事件（ADR/ADE）、药源性疾病逐渐增多，引起了人们重视。

第一节　服用、使用、辨证不当引发不良反应

有些抗肿瘤中药本身具有毒性，例砒霜、雄黄、斑蝥、马钱子等，服用不当可造成中枢神经、周围神经中毒，表现为全身中毒性休克、昏迷、药疹、发热、皮下出血性紫癜，或者恶心、呕吐等胃肠反应等。其次，关木通、木防己、雷公藤、黄药子、青木香、蜈蚣、全蝎、商陆、蟾酥、斑蝥、麻黄、细辛、柴胡等中药过量使用，会造成心、肝、肾中毒，造成不同程度功能损害、诱发脏器衰竭。另外"中药西用"，即按病名或与治疗无关因素选药，或罗列成分、作用相似的药物，完全摒弃了中医药理论的精髓——辨证施治，也难以发挥中药治疗作用，甚至致 ADR 的发生。

此外，辨证及用药不当也多致不良反应的发生，例如虚寒体质用寒凉药物会引起恶心、呕吐、腹泻或胃肠不适，而实热

体质的人则无此症状，若实热体质者用了热性抗肿瘤药，会出现口腔溃疡、咽干口燥、尿黄便秘，甚至发热、出血等。而一些感染发热或癌性发热患者仍大量应用人参、黄芪等温热之品可引起发热持续不退。

第二节　制剂因素引发不良反应

目前临床报道中药不良反应多集中在注射剂。多数抗肿瘤中药注射剂具有血管刺激性，如艾迪注射液。榄香烯注射乳剂不良反应包括静脉炎、发热、疼痛、诱发出血、过敏反应和药液外渗致局部组织坏死等。康莱特注射液常见的不良反应有静脉炎和静脉血管硬化等，严重的不良反应有休克和心肌梗死等。

分析其不良反应的原因如下：第一，中药注射剂是由中药或者中药材提取物制备而成，中药材受到采集地区、采集季节、采摘部位、采摘时间、存储方式等原因影响，药物有效成分、药物毒性成分受到影响，会对制成的中药注射剂质量造成影响。第二，到目前为止我国中药材生产、炮制方法与质量监控还未形成统一的标准，由于中药材药效成分的复杂性、产地差异，也会对中药制剂的质量产生影响，是导致药物不良反应的因素。第三，中药注射剂多为复方制剂，有效成分无法明确，在生产制备的过程中会引入微量的其他成分，引发不良反应。

此外，制剂不佳也是产生中药不良反应的因素，包括配伍不当、制备工艺不合理或药物炮制不得法，使药物入药后毒力不减或"相反""相畏"，出现或扩大了毒性作用。或因剂型不同、给药途径不同，加速药物吸收而出现不良反应。或因制剂的质量问题如杂质、残留农药、热原物质、大分子、色素等，或炮制不当、贮藏时发生变质等，都可以引起不良反应。

第三节　抗肿瘤中药的安全性评价

近年来，中药广泛应用于肿瘤的综合治疗中，但由于肿瘤病种的复杂性和特殊性，其不良反应往往被忽视，实际上抗肿瘤中药剂型多样、应用时间长、药物成分不明确等特点，加之有毒中药常被用于治疗肿瘤，若使用不当或滥用，常常引起过敏反应、心脏损害等严重的不良反应，因而要重视中药安全性的问题，并建立和完善中药治疗肿瘤安全性评价体系，不仅对预防抗肿瘤中药的不良反应具有重要意义，也为临床用药提供安全性信号和指导。客观认识、分析和评价中药的安全性问题，对于肿瘤安全用药的科学决策起着举足轻重的作用，并已经成为影响国际交流的关键性问题。

中药的安全性评价分为临床前、临床试验（微剂量试验和传统临床试验）、临床上市后再评价 3 个阶段，在评价中要区分不同阶段、不同中药类型（经典方剂、中药提取物等）的评价重点，口服类中药注重慢性毒性反应，注射剂应关注微剂量试验与质量控制，有毒中药要重视抗肿瘤的量 – 效、量 – 时，以及中药毒性分级研究，并且要不断完善各阶段抗肿瘤中药的安全评价方法，如引入证候分类理论的评价理念、引入与中医治疗疾病理念相似的代谢组学和真实世界研究方法等方面的先进技术，并且在借鉴国外安全性评价理念的同时要注重中医理论的自身特色。积极探索抗肿瘤中药安全性评价的方法和策略对于临床及实验研究均具有重要的意义，不仅推动抗肿瘤中药合理的、规范化应用，并可为中药国际交流提供保障性平台。

参考文献

［1］刘京生，吕占军，董兰凤，等．雄黄诱导肿瘤细胞凋亡的实验研究［J］．河北中医，2000（11）：874-876.

［2］陈婷梅，祝彼得．抗白血病中药及天然药物的研究现状［J］．中国中西医结合杂志，1995（5）：317-320.

［3］左云飞，张耀铮，魏巍，等．榄香烯对肝癌腹水瘤细胞系 Hca-F-（25）/CL-16A-3 的抗肿瘤作用及对细胞周期的影响［J］．中药药理与临床，1999（5）：24-25.

［4］Cheng Y L，Chang W L，Lee S C，et al. Acetone extract of Angelica sinensis inhibits proliferation of human cancer cells via inducing cell cycle arrest and apoptosis［J］. Life ences，2004，75（13）：1579-1594.

［5］马志明．小柴胡汤及其成分对细胞凋亡的诱导作用［J］．国外医学（中医中药分册），1996（6）：36-37.

［6］封颖璐，凌昌全．人参皂苷与肿瘤［J］．国外医学（肿瘤学分册），2005，32（9）：665-668.

［7］潘子民，叶大风，谢幸，等．人参皂苷 Rg_3 对荷卵巢癌的严重联合免疫缺陷鼠的抗肿瘤血管生成作用的研究［J］．中华妇产科杂志，2002（4）：38-41+69.

［8］董德刚，郭恩绵，张瑶，等．白藜芦醇对宫颈癌 HeLa

细胞基质金属蛋白酶及其组织抑制剂的影响［J］.中华肿瘤防治杂志，2007（7）：489-493.

［9］Dona，M. Hyperforin Inhibits Cancer Invasion and Metastasis［J］. Cancer Research，2004，64（17）：6225-6232.

［10］郭昱，姚树坤.黄芩甙对人肝癌 BEL-7402 细胞系侵袭和转移的影响［J］.第三军医大学学报，2006（6）：594-597.

［11］王晓蕾，张莲英，孙道旭，等.姜黄素对裸鼠乳腺移植瘤 p21 及 CD44V-6 表达的影响［J］.中国病理生理杂志，2007（8）：1524-1526.

［12］贺新怀，席孝贤.试论中药诱导肿瘤细胞凋亡的机制［J］.陕西中医学院学报，1999（5）：61-63.

［13］张秀娟，季宇彬.真菌多糖的免疫药理作用的研究［J］.哈尔滨商业大学学报（自然科学版），2002（1）：63-65.

［14］田庚元.中药免疫调节剂的研究和开发［J］.中国新药杂志，1999（11）：721-724.

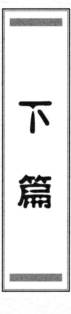

下篇

第四章　清热解毒类

　　热毒是恶性肿瘤发生发展的重要原因之一，即热邪久留体内，津液遇火灼为痰，血遇热则凝结瘀滞，热与痰、瘀等蕴结形成热毒，经络脏腑内蕴含热毒，即形成肿瘤。临床上，肿瘤患者常伴有局部肿块灼热疼痛、发热或五心烦热、口渴、舌苔黄腻、便秘、尿赤等热性表现，可见火毒与肿瘤并存。肿瘤的机械压迫，导致脏器气血循环障碍及功能失调，容易诱发感染；同时肿瘤组织坏死也容易伴发炎症。清热解毒类中药具有寒凉特性，在抗肿瘤作用的同时能控制和消除肿瘤组织及其周围炎症，即"热者寒之""结者散之"的清热解毒法，是其阻止肿瘤发展的关键之一。

　　清热解毒类药物在各类抗肿瘤中药中应用最广。由于肿瘤成因的复杂性和临床表现的多重性，清热解毒类中药多与其他类中药综合运用。如治疗肺癌常配伍化痰散结、益气养阴药；治疗食管癌常配伍化痰散结、理气祛瘀药，治疗胃癌常配伍疏肝化痰、益气养血药；治疗结直肠癌，常配伍化瘀、利湿、理气化滞及扶正补益药；治疗肝癌常配伍理气利湿祛瘀药；治疗头颈部恶性肿瘤常配伍滋阴生津药；治疗乳腺癌常配伍疏肝解郁、健脾补肾、化痰散结药。

地　黄

【来源】

地黄为玄参科植物地黄的新鲜或干燥块茎。秋季采挖，除去芦头、须根及泥沙，洗净，鲜用，习称"鲜地黄"；或将鲜地黄缓缓烘焙至约八成干时，或捏成团块，习称"生地黄"。

【性味归经】

鲜地黄味甘、苦，性寒。归心、肝、肾经。生地黄（干地黄）味甘，性寒。归心、肝、肾经。熟地黄味甘，性微温。归肝、肾经。

【功能】

鲜地黄以清热生津、凉血止血为主。经加工干燥后名干地黄或生地黄，性寒，以清热凉血、养阴生津为主。熟地黄具有滋阴补血、益精填髓的功能。

【临床应用】

临床常治鼻咽癌、肺癌、纵隔肿瘤、胃癌、骨髓瘤、白血病、脑瘤、甲状腺癌、乳腺癌等癌瘤中属血热内盛、阴液亏损者。

【复方应用】

1.肺癌：生地黄、黄芪、党参、白术、茯苓、沙参、麦冬、百部、桑白皮、杏仁、赤芍、桃仁（益气养阴方）。以上方为基础方加减配合 TP 方案化疗治疗非小细胞肺癌（28 例），与单用 TP 方案化疗（28 例）进行对照研究。结果表明两组有效率分别为 53.3%、42.3%，配合益气养阴方加减治疗组疗效优于对照组。

2. 鼻咽癌放疗后口腔干燥综合征：彭氏等应用增液汤加味（玄参 15g，生地黄 15g，麦冬 15g，石斛 20g，太子参 30g，白花蛇舌草 20g，半枝莲 20g）治疗鼻咽癌放疗后口腔干燥综合征 60 例，中医组与西医组相比，效果明显较好。

【现代研究】

研究表明地黄中含有多种化学成分，包括苷类、糖类及氨基酸等，苷类中的梓醇、糖类成分均具有抗肿瘤作用。地黄多糖的抗肿瘤作用主要是影响荷瘤动物的免疫监视系统，促进 T 淋巴细胞活化，除直接杀伤肿瘤细胞外，还可产生一系列淋巴因子激活其他效应细胞，如 NK 细胞和 B 淋巴细胞等共同发挥效应。单独的地黄多糖不影响肿瘤杀伤效应细胞（T-AK 细胞）增殖，但在 IL-2R 和 CD3McAb 存在时，可增强 T-AK 细胞的增殖能力和杀瘤活性，并增加 T-AK 细胞 IL-2R 的表达，进而增强抗肿瘤作用。从鲜地黄、生地黄、熟地黄三种常用炮制品中提取水苏糖并对含量进行比较，发现鲜地黄中水苏糖含量在常用的三种地黄制品中最高，水苏糖体外对 Hep G2 和 SGC-7901 肿瘤细胞均有明显抑制作用，还能使环磷酰胺的抑瘤作用明显增强。

【注意事项】

鲜地黄和生地黄性寒凉，易致脾虚泄泻，胃寒少食；而熟地黄多食则易腻胃，导致湿阻中焦，消化不良。

参考文献

［1］贾绍华，张道勇，刘冰洁.地黄不同炮制品中水苏

糖含量比较及其水苏糖抗肿瘤活性的研究［J］.黑龙江医药,
2012, 25（4）: 511-514.

［2］张西强.近年来地黄的研究概况［J］.中国中医药现
代远程教育, 2015, 13（16）: 136-137.

［3］王志江, 魏国栋, 马思缇.地黄多糖的化学和药理作
用研究进展［J］.中国实验方剂学杂志, 2015, 21（16）: 231-
235.

龙 胆

【来源】

龙胆为龙胆科植物条叶龙胆、龙胆、三花龙胆或坚龙胆的
干燥根及根茎。前三种习称"龙胆", 后一种习称"坚龙胆"。
春、秋两季采挖, 除去茎叶, 洗净泥土, 干燥。

【性味归经】

味苦, 性寒。归肝、胆经。

【功能】

清热燥湿, 泻肝胆火。

【临床应用】

常用治肝癌、胆囊癌、胰腺癌、脑瘤、眼睑癌、鼻咽癌、
宫颈癌、甲状腺癌、白血病等癌瘤中属湿热内盛、火毒蕴结者。

【现代研究】

国内外学者从中药龙胆中分离得到裂环烯醚萜类、三萜类、
黄酮类、木脂素类、生物碱类等多种有效成分, 龙胆及其主要
有效成分具有保肝、抗炎、抗肿瘤等药效。从三花龙胆中分离

得到了 5 个成分，随后利用 MTT 法对各成分抗肿瘤活性进行了初步筛选，结果发现，其中 globuloside A 能够有效抑制人肝癌细胞 Hep G2 的体外增殖，具有较好的抗肿瘤潜力。条叶龙胆愈伤组织提取物的石油醚萃取物及乙酸乙酯萃取物均具有抗肿瘤效果。以小鼠 S180 肉瘤为模型，研究关龙胆乙醇提取物的抗肿瘤作用，研究结果表明，关龙胆乙醇提取物具有较好的肿瘤抑制作用；另有研究发现，$10\mu mol/L$ 和 $0.1\mu mol/L$ 的龙胆苦苷对人肝癌细胞具有杀伤效应，结果表明，龙胆苦苷对异常肝细胞具有杀伤作用。还有研究表明龙胆多糖是一种具有抗肿瘤和增效减毒双重作用的天然药物，对癌症的治疗具有重要的意义。龙胆苦苷可诱导 SKOV3 癌细胞珠的细胞周期停滞、防止细胞迁移或浸润，龙胆苦苷也具有抗皮肤癣菌和抗流感病毒等病原微生物活性。

【注意事项】

脾胃虚弱泄泻及无湿热实火者忌服，并禁止空腹食用。此外，龙胆含龙胆苦苷、当药苷等多种生物碱，故可刺激胃液分泌，建议在饭前服用较好。

参考文献

［1］姜丽丽，任朋英，王语哲，等.龙胆药理作用研究进展［J］.科学技术创新，2019（36）：43-44.

［2］程玉鹏，王洪月，马爱萍，等.条叶龙胆愈伤组织抗Hep G2 活性研究［J］.中医药信息，2018，35（4）：27-29.

［3］潘旭，朱鹤云，张昌浩，等.龙胆化学成分和药理作用研究进展［J］.吉林医药学院学报，2020，41（2）：150-151.

［4］江蔚新，江培，张晓燕，等. 龙胆多糖的体内抗肿瘤作用研究［J］. 中成药，2008（10）: 1530-1532.

［5］Xiaohao，Li，Chenglin，et al. Gentiopicroside exerts convincing antitumor effects in human ovarian carcinoma cells（SKOV3）by inducing cell cycle arrest，mitochondrial mediated apoptosis and inhibition of cell migration［J］. Journal of B.u.on. Official Journal of the Balkan Union of Oncology，2019，24（1）: 280-284.

［6］Wenna，Zhou，Jian，et al. Antidermatophyte Activity of the Gentiopicroside-Rich n-Butanol Fraction from Gentiana sipho-nantha Maxim. Root on a Guinea Pig Model of Dermatophytosis［J］. Complementary Medicine Research，2019，26（1）: 31-38.

［7］Wu S，Yang L，Sun W，et al. Design，synthesis and biological evaluation of gentiopicroside derivatives as potential antiviral inhibitors［J］. European Journal of Medicinal Chemistry，2017，130: 308-319.

白　英

【来源】

白英为茄科植物白英的干燥全草。夏、秋两季采收，除去杂质，干燥。

【性味归经】

甘、苦，寒。小毒。归肝、胆、肾经。

【功能】

清热利湿，解毒消肿。

【临床应用】

常用治声带癌、肺癌、食管癌、胃癌、肝癌、直肠癌、宫颈癌、卵巢癌、膀胱癌、阴茎癌、骨肉瘤、海绵状血管瘤等癌瘤中属热毒内盛、湿热蕴结者。

【复方应用】

赵国仁认为白英能缓解癌症患者治疗痛苦，延长存活期。有医家用白英配合利水活血的马鞭草治疗肝硬化腹水，用"白香汤"（鲜白英、香茶菜根）治疗肝脓疡，以及用白英配合沙氏鹿茸草治疗湿热白带，多获显效。杜原瑗等将白英与其他中药配伍，分别用治晚期胃癌和胰腺癌，取得了良好的效果。石晓兰将白英与其他中药组成消瘤口服液治疗恶性肿瘤引起的阴虚内热证，证明消瘤口服液有减轻化疗的毒副作用功效，可以保护患者的造血系统、肝肾功能，还能提高患者的免疫功能。上海中医药大学附属龙华医院用藤梨根、野葡萄藤与白英配伍治疗Ⅳ期胃癌，治疗后患者平均生存期提高到40.6月，效果良好。

【现代研究】

白英具有抗肿瘤、抗过敏、增强免疫、抗氧化、抗菌、抗炎、护肝、灭钉螺等多种作用，所含成分主要包括甾体类（非生物碱型和生物碱型）、生物碱类、黄酮类、萜类、蒽醌类、香豆素类及其他类。采用MTT法观察白英含药血清对人癌 A2780、HeLa、SGC-7901 细胞的体外抑制作用，发现白英含药血清均能明显抑制体外培养的 A2780、HeLa、SGC-7901 细胞的生长；表明白英能明显抑制实体瘤重和延长荷瘤小鼠存活时间。有研究发现白英总苷对人肝癌 BEL-7402 细胞及人胃腺癌 SGC-7901 细胞有显著抑制增殖作用，且均呈现良好的浓度 - 效应依赖关系，其作用 48 小时的 IC_{50} 值分别为（180.22±6.32）μg/mL 和（114.89±4.89）μg/mL；说明白英总苷对小鼠 S180 肉瘤有显著抑制作用，且呈现良好的剂量 - 效应关系。研究白英抗肿瘤有效部位对小鼠肝癌细胞 H22 移植肿瘤生长有无抑制作用及作用强度，根据白英对小鼠移植性肿瘤 S180 肉瘤的实验研究结果，证明白英甾体生物碱部位为白英抗小鼠移植性肿瘤的主要药效部位。以三种不同细胞亚型的非小细胞肺癌构建裸鼠异种移植瘤模型，表明白英生物碱 SA2 可与胆固醇直接结合，并且凝集脂筏胆固醇激发细胞自身的胆固醇反馈调节，随着 SA2 浓度和作用时间的增加，最终导致细胞膜破碎，SA2 破坏细胞膜小窝结构，抑制 VEGF/VEGFR2 上下游血管新生相关通路的正常运转，表明白英总碱具有体内抗肿瘤效果。

【注意事项】

有小毒，不宜过量服用，否则可出现咽喉灼热感及恶心、呕吐、眩晕、瞳孔散大等中毒反应。

参考文献

[1] 赫军，马秉智，田雪峰，等 . 白英化学成分和抗肿瘤

药理作用的研究进展［J］.中国药房，2014，25（39）：3713-3718.

［2］徐云玲.白英化学成分及其抗肿瘤活性研究［D］.北京：北京中医药大学，2019.

［3］万春霞，杨香生.白英抗肿瘤研究进展［J］.江西中医药，2010，41（12）：75-78.

［4］朱海静，王开平，王瑞.白英抗肿瘤作用的实验研究［J］.科学技术与工程，2009，9（9）：2304-2306，2317.

［5］任靖，冯国楠，王敏伟，等.白英总苷抗肿瘤作用初步研究［J］.肿瘤防治研究，2006（4）：262，264.

［6］卜璟，王建农，臧雅丽，等.白英甾体总生物碱抑制小鼠肝癌细胞 H22 移植瘤生长药效学研究［J］.时珍国医国药，2013，24（7）：1593-1595.

［7］韩林.白英生物碱对非小细胞肺癌的抑制作用及凝集脂筏胆固醇抑制血管新生的抗肿瘤机制研究［D］.北京：中国中医科学院，2017.

白　蔹

【来源】

白蔹是葡萄科植物白蔹的干燥块根。春、秋两季采挖，除去泥沙及细根，切成纵瓣或斜片，晒干。

【性味归经】

味苦，性微寒。归心、胃经。

【功能】

清热解毒，消痈散结。

【现代研究】

目前国内外学者从白蔹中先后分离得到了黄酮类、甾醇类、蒽醌类、酚酸类及其糖苷、三萜类、木脂素类等多种化学成分。通过研究白蔹水和乙醇提取物对酪氨酸酶抑制功效发现，白蔹水提物对酪氨酸酶有很强的抑制作用，IC_{50} 为 0.35mg/mL。白蔹的甲醇提取物及从中提取纯化的 momordin 对激活蛋白（AP-1）活性及肿瘤细胞的增生有一定的抑制作用。通过 Annexin V-FITC/PI 双标记法和 JC-1 染色检测 Hep G2 细胞线粒体膜电位实验，研究探讨白蔹中没食子酸抗肿瘤的作用机制，表明没食子酸可以通过降低肿瘤细胞的线粒体膜电位，最终诱导 Hep G2 细胞凋亡，并且凋亡的发生与坏死是相伴的。

【注意事项】

脾胃虚寒及无实火者，痈疽已溃者均不宜服。阴疽色淡不起，胃气弱者，也不宜服用。

参考文献

[1] 陈爱军，刘运美，蔡凤桃，等. 白蔹研究进展 [J]. 中国民族民间医药，2014，23（13）：10-11.

[2] 白明，贾亚泉，杨克伟，等. 白蔹临床外用及药理作用研究进展 [J]. 中国当代医药，2011，18（35）：13-14.

[3] 张梦美. 白蔹体外抗肿瘤活性成分筛选及作用机制研究 [D]. 武汉：湖北中医药大学，2012.

茵陈蒿

【来源】

茵陈为菊科植物滨蒿或茵陈蒿的干燥地上部分。春季幼苗高 6 ～ 10cm 时采收或秋季长成时采割，除去杂质及老茎，晒干。春季采收的习称"绵茵陈"，秋季采割的称"茵陈蒿"。

【性味归经】

味苦、辛，性微寒。归脾、胃、肝、胆经。

【功能】

清利湿热，退黄疸。

【复方应用】

龙葵、茵陈蒿、田基黄三味联合应用可用于肝癌的治疗，尤其对肝癌晚期黄疸更为适合。

【现代研究】

茵陈提取物主要含有香豆素类、黄酮类、色原酮类、有机酸类、烯炔不饱和烃类与挥发油类等成分。除传统的清热利湿、利胆退黄作用外，茵陈还具有解热、镇痛、抗炎、抗病毒、抗肿瘤、降血压、调血脂、抗骨质疏松、神经保护、调节代谢、预防阿尔茨海默病等多种功效。茵陈蒿能降低诱变剂 AFB1 诱发微核、染色体畸变、姊妹染色单体交换和基因突变；对原癌基因 *C-myc*、*C-fos*、*V-sis* 的表达有一定抑制作用，对亚硝酸钠和 N– 甲基苄胺诱发的癌症有阻断作用。6,7– 二甲氧基香豆素在体外对人肺癌细胞具抑制作用，通过抑制 DNA 合成，将细胞阻滞于 G0/G1 期，从而抑制癌细胞增殖。从茵陈蒿中提取的茵陈二炔酮和茵陈二烯酮等也具有一定的抑制致癌物活性的作用，茵陈体外研究表明其具有抑制肺癌细胞增殖和细胞周期等作用。有研究证实茵陈色原酮具有较强的抗癌活性，可阻断STAT3 激活，进而抑制多发性骨髓瘤细胞的增殖、转移及耐药性。茵陈挥发油中的成分可通过 MAPK 激活信号通路介导线粒体应激及半胱天冬酶活化诱导人口腔上皮 KB 癌细胞发生的凋亡。蓟黄素可通过内质网应激、下调 Akt 磷酸化诱导人胆囊癌细胞 GBC-SD 凋亡。

【注意事项】

①茵陈蒿为性微寒的中草药，对于虚寒体质的人群，应该慎用。②《得配本草》当中记载：热甚发黄，无湿气，二者禁用。所以，对于不是湿热引起的发黄应忌服用。③茵陈蒿有渗湿作用，不宜长期连续服用。

参考文献

［1］章林平，孙倩，王威，等.茵陈有效成分的药理作用及其临床应用的研究进展［J］.抗感染药学，2014，11（1）：28-31.

［2］刘玉萍，邱小玉，刘烨，等.茵陈的药理作用研究进展［J］.中草药，2019，50（9）：2235-2241.

［3］唐凯.经方合用治慢性乙型肝炎高胆红素血症40例［J］.国医论坛，2002（1）：6.

［4］谢韬，梁敬钰，刘净.茵陈化学成分和药理作用研究进展［J］.海峡药学，2004（1）：8-13.

［5］曹锦花.茵陈的化学成分和药理作用研究进展［J］.

沈阳药科大学学报，2013，30（6）：489-494.

［6］Lee J H，Chiang S Y，Nam D，et al. Capillarisin inhibits constitutive and inducible STAT3 activation through induction of SHP-1 and SHP-2 tyrosine phosphatases［J］. Cancer letters，2014，345（1）：140-148.

［7］Cha J D，Moon S E，Kim H Y，et al. Essential Oil of Artemisia Copilloris Induces Apoptosis in KB Cells via Mitochondrial Stress and Caspase Activation Mediated by MAPK-Stimulated Signaling Pathway［J］. Journal of Food Science，2009，74（9）：T75-81.

槐　角

【来源】

槐角为豆科植物槐的干燥成熟果实。冬季采收，除去杂质，干燥。

【性味归经】

味苦，性寒。归肝、大肠经。

【功能】

清热泻火，凉血止血。

【临床应用】

用于肠癌、食管癌、宫颈癌等癌瘤中大便带血，或阴道出血，血色鲜红，属血热毒结者。

【复方应用】

1. 治疗食管癌：半枝莲 60g，蒲公英、黄药子各 30g，姜半夏 9g，全瓜蒌 15g，黄连 6g，水煎服，日 1 剂。梗阻重、呕吐多加旋覆花、代赭石；痰涎多加制南星、薏苡仁；大便干结加大黄、郁李仁；胸痛加路路通、薤白、延胡索、丹参；津液干枯加花粉、玄参、石斛；气虚加党参、黄芪、白术。以本方为主，辨证施治治疗食管癌 25 例，显效 6 例，有效 9 例，总有效率为 60%。

2. 预防肺癌化疗时呕吐反应：王氏等对已确诊的 42 例中晚期非小细胞肺癌应用黄连温胆汤（黄连 6g，半夏 12g，陈皮 6g，枳实 12g，木香 12g，竹茹 12g，黄芪 30g，甘草 6g，生姜 3 片）预防化疗时呕吐等不良反应，与甲氧普胺止呕组对比，黄连温胆汤组有效率高达 95.23%，甲氧普胺有效率 35.71%，两组具有显著差异。

3. 治疗原发性肝癌：黄连、牛黄、郁金、犀角、山栀子、朱砂、雄黄各 30g，梅片、麝香各 7.5g，珍珠 15g，以上诸药研极细末，炼蜜为丸，每丸 30g，金箔为衣，蜡壳贮之，密藏勿泄气，成人病重体实者，每次服 1～2 丸，凉开水送下，病重者酌量。

【现代研究】

茵陈主要成分为黄酮和异黄酮类化合物，还含有三萜皂苷、生物碱、磷脂、氨基酸及多糖等。具有明显的降谷丙转氨酶作用，抗生育作用和抗肿瘤作用。异黄酮类化合物与己烯雌酚相似，具有雌激素样活性，对骨质疏松、癌症等疑难病症有较好的预防和治疗效果。从槐角中提取的染料木素是一种天然酪氨酸激酶抑制剂，为异黄酮类物质中活性功能最高的一种，具有雌激素样作用、抗癌性、抗繁殖性、抗菌、降血脂、抗氧化性、消炎等作用，能较好地防治骨质疏松；黄酮类化合物具有降血压、抗生育和抗癌等药理作用。在抗肿瘤活性方面，染料木素的生物活性明显优于其糖苷形式的槐角苷。在 CHO、PC12、MCF-7 三种肿瘤细胞中，染料木素对它们的抑制活性远远高于槐角苷。

【注意事项】

脾胃虚寒、食少便溏及孕妇慎服。

参考文献

［1］付允，李小清，张庆贺，等.槐角有效成分的研究进展［J］.特产研究，2018，40（4）：95-97.

［2］陈新.中药产地及采集季节对中药化学成分的影响［J］.中药研究与信息，1999（3）：3-5.

［3］韦华梅，王剑波.中药槐角的研究进展［J］.亚太传统医药，2010，6（3）：115-119.

［4］梅建凤，刘姜华，易喻，等.染料木素与其糖苷的抗肿瘤和抗氧化活性比较［J］.中国药理学通报，2017，33（8）：1182-1183.

苍耳子

【来源】

苍耳子为菊科植物苍耳的干燥成熟带总苞的果实。秋季果实成熟时采收，干燥，除去梗、叶等杂质。

【性味归经】

味辛、苦，性温；有小毒。归肺经。

【功能】

通鼻窍，散风湿，止痛。

【复方应用】

听神经纤维瘤：土茯苓 30g，夏枯草 12g，昆布、海藻各 9g，牡蛎 30g（先煎），红花 3g，丹参 12g，三七 3g（冲），干地黄 18g，玄参 12g，旱莲草 3g，防风、白芷、苍耳子、荆芥各 9g，钩藤、忍冬藤各 12g。水煎服，日 1 剂。

【现代研究】

苍耳子主要含挥发油、脂肪酸、酚酸类、木脂素类、倍半萜内酯类、噻嗪双酮杂环类等多种化学成分，具有抗炎镇痛、抗菌、抗病毒、降血糖、降血脂、抗肿瘤等药理作用。研究发现，苍耳子具有明显的抗肿瘤活性，此作用有可能与苍耳子的细胞毒性和抗炎作用有关。有研究者研究苍耳子提取物对 S180 肉瘤小鼠肿瘤生长的影响，结果表明，苍耳子提取物对 S180 肉瘤具有明显毒性和抑制作用，且抑瘤率与给药浓度呈正相关关系。有研究者研究苍耳子药物血清对人脑神经胶质瘤细胞（H4 细胞）生长和凋亡的影响，为 H4 细胞给予苍耳子药物血清（低、中、高浓度）和 5- 氟尿嘧啶，培养 48 小时，发现苍耳子药物血清对 H4 细胞具有细胞毒性和抑制作用。另有研究发现，两种苍耳醇倍半萜内酯可以显著降低人体外癌细胞的增殖，如 A549、SK-OV-3、SK-MEL-2、XF498 及 HCT-15 细胞。

【注意事项】

阴虚血热者不宜服用。由于苍耳子有毒，剂量过大可致中毒，因此不宜过量服用。

参考文献

［1］程云霞，马天宇，时新刚，等.苍耳子化学成分及药理作用研究进展［J］.食品与药品，2019，21（6）：496-499.

［2］Aranjani J M，Manuel A，Rao C M，et al. Preliminary evaluation of in vitro cytotoxicity and in vivo antitumor activity of Xanthium strumarium in transplantable tumors in mice.［J］. American Journal of Chinese Medicine，2013，41（1）：145-162.

［3］刘传梦，陈海鹏，谭柳萍，等.苍耳子药理作用及毒性研究进展［J］.中国实验方剂学杂志，2019，25（9）：207-213.

［4］俞发荣，谢明仁，张琛，等.苍耳子药物血清对H4细胞毒性作用的实验研究［J］.中国临床研究，2013，26（3）：209-210，220.

［5］潘菊花，王玉琳，谢明仁，等.苍耳子提取物对S180荷瘤小鼠肿瘤生长的抑制及免疫功能的影响［J］.中国临床研究，2013，26（4）：317-319.

［6］Kim Y S，Kim J S，Park S H，et al. Two cytotoxic sesquiterpene lactones from the leaves of Xanthium strumarium and their in vitro inhibitory activity on farnesyltransferase［J］. Planta Medica，2003，69（4）：375-377.

天花粉

【来源】

天花粉为葫芦科植物栝楼或双边栝楼的干燥根。

【性味归经】

味甘、微苦，性微寒。归肺、胃经。

【功能】

清热泻火，生津止渴，消肿排脓。

【临床应用】

用于鼻咽癌、脑肿瘤、神经系统恶性肿瘤、阴茎癌等癌瘤中属寒凝、痰湿积聚者。

【复方应用】

夏花龙贝汤：夏枯草 15g，天花粉 15g，生地黄 15g，生牡蛎 15g，玄参 9g，麦冬 9g，贝母 9g，天龙 2 条。上药用水 3 碗煎成 1 碗，内服。天龙去内脏，用瓦焙干研末。

热毒较盛者，加青天葵 9g，半枝莲、白花蛇舌草、七叶一枝花各 30g；伤阴较甚者，可加北沙参 15g，白芍 12g，生甘草 6g；气阴两虚者，再加生黄芪、党参各 15g；肿块较大，较坚硬者，加三棱、莪术、炮山甲各 9g。

【现代研究】

主要含糖类、蛋白质、皂苷和氨基酸等有效成分，具有降血糖、终止妊娠、抗肿瘤、抗炎、抗病毒、抑菌和凝血等多种药理活性。天花粉的主要有效成分天花粉蛋白（Trichosanthin，TCS）是抗肿瘤的主要活性成分，已用于临床上多种肿瘤的治疗，如用于治疗肺癌、宫颈癌、绒癌、乳腺癌、肝癌、胃癌、结肠癌、卵巢癌、黑色素瘤、白血病和淋巴瘤等。TCS对人宫颈癌的影响主要是对人宫颈癌HeLa细胞的生长和增殖具有抑制作用，诱导宫颈癌HeLa细胞发生凋亡，对抑癌基因和肿瘤抑制基因有一定的去甲基化作用。天花粉蛋白对绒癌及小鼠黑色素瘤的影响主要是TCS在体外对人绒癌细胞具有选择性杀伤作用，TCS减少H5v小鼠心脏毛细管迁移血管内皮细胞（ECs）诱导的人绒癌细胞（JAR）。药理剂量的TCS也可抑制肺癌A549细胞的增殖和分化，并通过细胞骨架的变化影响A549细胞的功能。

【注意事项】

孕妇忌服。

参考文献

［1］冯果，陈娟，刘文，等.天花粉有效成分及药理活性研究进展［J］.微量元素与健康研究，2015，32（6）：59-62.

［2］Cui L，Song J，Wu L，et al. Smac is another pathway in the anti-tumour activity of Trichosanthin and reverses Trichosanthin resistance in CaSki cervical cancer cells［J］. Biomedicine & Pharmacotherapy，2015，69：119-124.

［3］谭寒星，黄利鸣，王艳林，等.天花粉蛋白对子宫颈癌HeLa细胞Survivin基因的影响［J］.中华中医药杂志，2011，26（11）：2702-2705.

［4］Tsao S，Yan K，Yeung H . Selective killing of choriocarcinoma cells in vitro by trichosanthin，a plant protein purified from root tubers of the Chinese medicinal herb Trichosanthes kirilowii［J］.

Toxicon Official Journal of the International Society on Toxinology，1986，24（8）：831-840.

［5］He D，Jin J，Zheng Y，et al. Anti-angiogenesis effect of trichosanthin and the underlying mechanism［J］. Biochem Biophys Res Commun，2013，430（430）：735-740.

［6］庄静，孙伟国，汪丛丛，等 . 天花粉蛋白对肺癌 A549 细胞 JNK、Bcl-2 蛋白表达的影响［J］. 中医杂志，2014，55（21）：1864-1866.

苦 参

【来源】

苦参为豆科植物苦参的干燥根。春、秋两季采挖，除去根头及小支根，洗净，干燥，或趁鲜切片，干燥。

【性味归经】

味苦，性寒。归心、肝、胃、大肠、膀胱经。

【功能】

清热燥湿、杀虫、利尿。

【临床应用】

常用治腹部肿瘤、食管癌、子宫颈癌等癌瘤中属痰湿内阻者。

【复方应用】

健脾软坚汤：地榆、槐花、金银花、薏苡仁、藤梨根、土茯苓、无花果、侧柏叶、苦参、党参、白花蛇舌草。用于结（直）肠癌术后放化疗后病情相对稳定者。

【现代研究】

苦参碱与氧化苦参碱均能减缓肿瘤的发展进程,降低肿瘤的严重程度,具有一定的化学预防作用;同时能对溃疡性结直肠炎进行有效干预,减缓肿瘤的发生程度,甚至降低肿瘤的发生率。苦参碱及氧化苦参碱抑制肿瘤的分子机制包括调节细胞周期进程、促进细胞凋亡、抑制肿瘤的侵袭转移能力、诱导肿瘤细胞发生自噬、逆转肿瘤细胞的多药耐药性及调控肿瘤细胞的代谢水平等。使用 MTT 法检测苦参素抑制肝癌细胞株 Hep G2 与 QGY 体外增殖的程度,结果表明苦参素具有抑制肝癌细胞 Hep G2 和 QGY 增殖的作用,作用效果与作用时间具有明显相关关系。通过体外实验,观测苦参中苦参碱对癌细胞的影响,发现苦参碱对癌细胞的增殖具有显著抑制作用,使癌细胞的细胞周期被阻滞于 G0/G1 期,且与给药剂量及药物作用时间具有正相关关系。进行苦参碱(MT)所致的结肠腺癌细胞凋亡实验,得出苦参碱在体外可抑制癌细胞的增殖,并能够促使细胞凋亡,其诱导作用与给药剂量和用药时间具有明显相关关系。另外,苦参碱类生物碱(苦参碱、氧化苦参碱、槐果碱、槐定碱)能抑制人红白血病 K562 细胞增殖并诱导分化和凋亡,其诱导分化和凋亡及抑制增殖。

【注意事项】

脾胃虚寒者忌用,反藜芦。

参考文献

[1]张庆,茹庆国,刘艳,等.苦参碱与氧化苦参碱对炎症相关结直肠癌的化学预防作用研究[J].中草药,2016,47(9):

1548-1553.

［2］曹建，魏润杰，邓茹芸，等.苦参碱及氧化苦参碱抑制肿瘤作用机制研究进展及展望［J］.中草药，2019，50（3）：753-760.

［3］左国庆，何松，张燕，等.苦参素改变端粒酶活性对人肝癌细胞株 Hep G2、QGY 体外增殖影响的研究［J］.肿瘤学杂志，2005（2）：126-128.

［4］赵军方，谢伟红，李新明，等.苦参碱对腺样囊性癌细胞周期阻滞和端粒酶催化亚基表达的影响［J］.华西口腔医学杂志，2010，28（3）：234-236，240.

［5］王晓燕，梁磊，邓虹珠，等.苦参碱体外诱导人结肠腺癌 SW620 细胞凋亡的实验研究［J］.南方医科大学学报，2008（3）：432-435.

［6］张明发，沈雅琴.苦参碱类生物碱抗人红白血病 K562 细胞药理作用的研究进展［J］.药物评价研究，2019，42（1）：223-229.

白花蛇舌草

【来源】

白花蛇舌草为茜草科植物白花蛇舌草的全草。

【性味归经】

味苦、淡，性寒。归胃、大肠、小肠经。

【功能】

清热解毒，消痛散结，利尿除湿。

【临床应用】

对食道癌、乳腺疾病作用明显。

【复方应用】

胃癌腹膜转移，肠梗阻：绞股蓝 30 ～ 60g，黄芪 15 ～ 30g，白术 15g，茯苓 15g，白花蛇 30g，陈皮 10g，甘草 6g。

【现代研究】

白花蛇舌草主要化学成分有萜类、黄酮类、蒽醌类、苯丙素类、香豆素类、挥发油类、含酸化合物、多糖类及其他类。主要治疗恶性肿瘤、胃肠炎、阑尾炎、泌尿系感染等，尤其对食道癌、乳腺疾病作用明显，外用治疗毒蛇咬伤、疮肿热痛等。其中具有抗癌活性的主要成分为蒽醌类、黄酮类、萜类及甾体类中的某些化合物。这些抗癌活性成分主要通过调节机体免疫功能、抑制肿瘤组织血管及淋巴管生成、诱导肿瘤细胞凋亡、调控相关信号通路、抗氧化等途径发挥对肿瘤细胞的抑制作用。刘志华观察白花蛇舌草提取物对 MDA-MB-231 细胞的抑制作用，采用 CCK-8 试剂盒检测细胞增殖，发现白花蛇舌草提取物对乳腺癌 MDA-MB-231 细胞有明显抑制作用，在染色观察其细胞形态变化时发现，癌细胞体积变小，核皱缩，染色质凝聚深染等。由此推测，其抑癌机制可能是通过改变肿瘤细胞形态，从而破坏细胞生长，抑制细胞增殖或诱导细胞凋亡。白花蛇舌草乙醇提取物具有抑制磷脂酰肌醇 3- 激酶（PI3K）、蛋白激酶 B（PKB）通路活化，减缓人大肠癌细胞的生长，抑制血管及淋巴管形成的作用。白花蛇舌草蒽醌类物质中的 2,7- 二羟基 -3- 甲基蒽醌、2- 羟基 -3- 甲氧基 -7- 甲基蒽醌等化合物对人胃癌 SGC-7901、肝癌 Bel-7402、乳腺癌 MCF-7 细胞株 /

系均有抑制作用。不同剂量的白花蛇舌草总黄酮对 S180 肉瘤小鼠、肝癌 Hep A 小鼠的肿瘤细胞均有明显抑制作用，体外研究发现其对人肝癌 Bel-7402、人肺癌 H460 及人乳腺癌 MCF-7 等细胞株均有一定抑制作用。槲皮素能够干扰 PI3K/Akt 信号通路，激活 AMP 依赖性蛋白激酶、抑制 mTOR 信号通路，从而抑制多种恶性肿瘤的生长。

【注意事项】

阴虚及脾胃虚寒者忌用，孕妇忌用。

参考文献

［1］纪宝玉，范崇庆，裴莉昕，等．白花蛇舌草的化学成分及药理作用研究进展［J］.中国实验方剂学杂志，2014，20（19）：235-240.

［2］王骁，范焕芳，李德辉，等．白花蛇舌草的抗癌作用研究进展［J］.中国药房，2019，30（10）：1428-1431.

［3］毛宇，徐芳，徐小娟，等．白花蛇舌草抗肿瘤成分及其作用机理研究进展［J］.现代预防医学，2015，42（17）：3128-3132.

［4］赖子君．基于 VEGF-C/PI3K/AKT 信号通路研究白花蛇舌草抑制大肠癌淋巴管新生的作用机制［D］.福州：福建中医药大学，2017.

［5］于莉．白花蛇舌草抗肿瘤活性成分的研究［D］.沈阳：沈阳药科大学，2009.

［6］王宇翎，张艳，李前进，等．白花蛇舌草总黄酮的抗肿瘤作用［J］.安徽医科大学学报，2014，49（11）：1622-1625.

百　合

【来源】

百合为百合科植物卷丹、百合或细叶百合的干燥肉质鳞叶。秋、冬两季采挖，洗净，剥取鳞片，置沸水中略烫，干燥。

【性味归经】

味甘，性寒。归心经、肺经。

【功能】

养阴润肺，清心安神。

【临床应用】

常用治肺癌、食道癌、乳腺癌等癌瘤中属阴虚亏损、阴虚内热者。

【复方应用】

药茶方剂：枳实 50g，陈皮 10g，甘草 10g，黄芪 50g，山楂 10g，神曲 10g，百合 10g，当归 50g，夏枯草 100g。

【现代研究】

百合含有甾体皂苷、多糖、酚酸甘油酯、生物碱、黄酮、氨基酸、磷脂及其他烷烃等成分，主要为多糖及甾体皂苷。药理研究表明，其具有抗肿瘤、抗抑郁、抗氧化、降血糖、抗疲劳与耐缺氧、免疫调节、抗炎、抑制 Na^+/K^+-ATP 酶等作用。百合中的秋水仙碱能抑制肿瘤细胞的增殖，其作用机制为抑制肿瘤细胞的有丝分裂，从而导致细胞周期阻滞。Mimaki 等发现在 C27 位上含有 3- 羟基 -3- 甲基戊二酸基结构的百合皂苷甲酯衍生物能够明显抑制 TPA 刺激的宫颈癌细胞（HeLa），且化合物甲酯衍生物对人多种恶性肿瘤细胞增殖显示出较强的抑制作用，如胰腺癌（PANC-1）、胃癌（HGC-27）、骨肉瘤（OST）、嗜铬细胞瘤（PC-12）等。有研究表明，经过纯化的百合粗多糖可抑制 H22 肿瘤的生长，并且从百合中得到的纯多糖组分 LBP-1、LBPS-Ⅰ对 B16 移植性黑色素瘤和 Lewis 肺癌有较强的抑制作用。

从细叶百合中分离出的 4 个呋甾皂苷的浓度达到 15μmol/L 时均对 HL-60 白血病细胞具有细胞毒性作用。

【注意事项】

风寒咳嗽及中寒便溏者忌服。

参考文献

［1］刘鹏，林志健，张冰 . 百合的化学成分及药理作用研究进展［J］. 中国实验方剂学杂志，2017，23（23）：201-211.

［2］罗林明，裴刚，覃丽，等 . 中药百合化学成分及药理作用研究进展［J］. 中药新药与临床药理，2017，28（6）：824-837.

［3］Han H，Xie H . A study on the extraction and purification process of Lily polysaccharide and its anti-tumor effect［J］. African Journal of Traditional Complementary & Alternative Medicines，2013，10（6）：485.

［4］Sun X，Gao R L，Xiong Y K，et al. Antitumor and immunomodulatory effects of a water-soluble polysaccharide from Lilii Bulbus in mice［J］. Carbohydrate Polymers，2014，102（Complete）：543-549.

［5］赵国华，李志孝，陈宗道．百合多糖的化学结构及抗肿瘤活性［J］．食品与生物技术学报，2002（1）：62-66.

［6］Yukiko M，Reina T，Yoshihiro M．Novel Steroidal Glycosides from the Bulbs of Lilium pumilum［J］．Molecules，2015，20（9）：16255-16265.

知　母

【来源】

知母为百合科植物知母的干燥根茎。春、秋两季采挖，除去须根及泥沙，晒干，习称"毛知母"；或除去外皮，晒干，习称"知母肉"或"光知母"。

【性味归经】

味苦、甘，性寒。归肺、胃、肾经。

【功能】

清热泻火，生津润燥。

【临床应用】

常用治脑肿瘤、鼻咽癌、肺癌、食管癌、胃癌、结肠癌、宫颈癌、膀胱癌、前列腺癌、皮肤癌等癌瘤中属火毒内盛、阴虚燥热者。

【复方应用】

麸炒白术、猪苓、茯苓、茜草、苍术、黄柏、金银花、醋香附、地黄、白芍、泽泻、当归、知母、丹参、川芎、红花、川木通、海螵蛸、甘草。可用于治疗湿热瘀毒型的宫颈癌。

【现代研究】

国内外学者发现，知母中富含皂苷类、黄酮类、木质素类等各种成分，且具有很好的药理活性。其中皂苷及其苷元是知母具有广泛药理活性的最主要成分，具有抗肿瘤、改善记忆力、抑制血小板聚集、抗氧化和降血糖等活性。知母中具有抗肿瘤活性的成分主要有知母的水提物、甾体皂苷、皂苷元及芒果苷等成分。

Shoemark 等研究显示，知母水提物对人肺癌细胞 A549、人胰腺癌细胞 Panc-1、人乳腺癌细胞 MCF-7 及小鼠 Lewis 肺癌细胞 LLC、小鼠胰腺癌细胞 Panc02 和小鼠乳腺癌细胞 MC-NeuA 的生长具有明显的抑制作用，而对人正常乳房上皮细胞无影响。实验研究表明，TA Ⅲ能够诱导肝癌中的依赖半胱天冬酶的细胞凋亡。研究显示，知母中含有的菝葜皂苷元通过诱导体外细胞凋亡而显现抗肿瘤活性，含有的萨尔萨皂苷元对人源 A2780、HO-8910、Eca-109、MGC-803、CNE、LTEP-α-2 和 KB 等多种肿瘤细胞，以及小鼠 L1210 肿瘤细胞均有不同程度的细胞毒性。

【注意事项】

本品性寒质润，有滑肠作用，故脾胃虚寒、大便溏泄者忌服。

参考文献

［1］孙兴欢，张宇伟，黄雪峰. 知母的化学成分和药效研究进展［J］. 海峡药学，2015，27（3）：6-12.

［2］Wang N，Feng Y，Zhu M，et al. A novel mechanism

of XIAP degradation induced by timosaponin A III in hepatocellular carcinoma [J]. Biochimica Et Biophysica Acta,2013,1833（12）: 2890-2899.

[3] Shen S，Zhang Y，Zhang R，et al. Sarsasapogenin induces apoptosis via the reactive oxygen species-mediated mitochondrial pathway and ER stress pathway in HeLa cells [J]. Biochemical & Biophysical Research Communications，2013，441（2）: 519-524.

[4] Huang X F，Lin Y Y，Kong L Y. Steroids from the Roots of Asparagus officinalis and Their Cytotoxic Activity [J]. Journal of Integrative Plant Biology，2010，50（6）: 717-722.

黄　芩

【来源】

黄芩为唇形科植物黄芩的干燥根。春、秋两季采挖，除去须根及泥沙，晒后撞去粗皮，晒干。

【性味归经】

味苦，性寒。归肺、胆、脾、大肠、小肠经。

【功能】

清热燥湿，泻火解毒，止血，安胎。

【临床应用】

常用于鼻咽癌、喉癌、肺癌、胰腺癌、白血病、宫颈癌及黑色素瘤等癌瘤中湿热重、小毒内成者。

【复方应用】

治急性白血病：黄芩、龙胆、栀子、木通、当归、生地黄、柴胡、猪苓、泽泻各 10g，鸡血藤、丹参各 30g。

【现代研究】

黄芩抗肿瘤主要成分为汉黄芩素、汉黄芩苷、黄芩苷、黄芩黄素。通过大量实验表明，黄芩苷会以时间、浓度依赖的方式对胃癌、乳腺癌、卵巢癌等多种肿瘤细胞起到明显抑制效果。近年来，大量体内外实验均证实黄芩素具有较强的抗肿瘤活性，单用黄芩素或与其他中医药联用均可抑制肿瘤的发生、生长及转移，对乳腺癌、前列腺癌、膀胱癌、肝细胞性肝癌、皮肤癌等多种恶性肿瘤均有一定预防及治疗效果。黄芩素还可通过多种途径发挥抗肿瘤作用，包括抑制多种肿瘤细胞增殖，诱导肿瘤细胞凋亡；影响细胞周期相关蛋白因子表达，阻滞细胞周期；抑制端粒酶活性；抑制肿瘤侵袭、转移，血管生成等。黄芩素可使人脐静脉内皮细胞停滞在 G1/S 期，抑制新生血管形成从而产生抗肿瘤作用；黄芩素还可抑制皮肤癌 A431 细胞的迁移和侵袭达到抗肿瘤目的。另有研究表明，汉黄芩素是一种天然的黄酮类化合物，能够抑制肿瘤细胞的生长和转移，诱导凋亡，影响其能量代谢和血管生成，表现出极强的抗肿瘤作用。

【注意事项】

本品苦寒燥泄，可伐生发之气，脾胃虚寒、食少便溏者忌服。

参考文献

[1] 马立，龙汉安.黄芩抗肿瘤作用的研究进展 [J].泸州医学院学报，2011，34（2）：200-201.

［2］王婷婷，赵鹏翔，谢飞.黄芩苷的抗肿瘤作用及机制研究进展［J］.生物技术进展，2019，9（1）：13-20.

［3］马兴聪，高晓燕，闫婉君，等.黄芩素抗肿瘤机制的研究现状及最新进展［J］.西部医学，2016，28（3）：430-436.

［4］孙吉凤，刘诗音，宋英明.黄芩素抗肿瘤作用机制的研究进展［J］.中国当代医药，2015，22（14）：24-26，31.

［5］赵田禾，张莹莹，吴洋洋，等.汉黄芩素及其衍生物的抗肿瘤作用及其分子机制的研究进展［J］.中国新药杂志，2016，25（7）：760-766.

［6］Ling Y, Chen Y, Chen P, et al. Baicalein potently suppresses angiogenesis induced by vascular endothelial growth factor through the p53/Rb signaling pathway leading to G1/S cell cycle arrest［J］. Experimental Biology & Medicine, 2011, 236（7）: 851-858.

［7］Wu B, Li J, Huang D, et al. Baicalein mediates inhibition of migration and invasiveness of skin carcinoma through Ezrin in A431 cells［J］. BMC Cancer, 2011, 11（1）: 527.

黄　连

【来源】

黄连为毛茛科植物黄连、三角叶黄连或云连的干燥根茎。以上三种分别习称"味连""雅连""云连"。秋季采挖，除去须根及泥沙，干燥，撞去残留须根。

【性味归经】

味苦，性寒。归心、脾、胃、肝、胆、大肠经。

【功能】

清热燥湿，泻火解毒。

【临床应用】

对胃癌、肝癌、妇科恶性肿瘤、非激素依赖型乳腺癌等肿瘤有明显临床疗效。

【复方应用】

健脾补肾抑癌方：黄芪 30g，白术 20g，淫羊藿 20g，巴戟天 10g，仙鹤草 30g，何首乌 24g，茯苓 20g，制半夏 12g，枳壳 15g，茵陈 30g，夏枯草 15g，黄连 5g，蒲公英 15g，丹参 30g，鸡血藤 24g，远志 10g，薏苡仁 30g，莪术 20g，焦麦芽 20g。

加味黄连温胆龙骨牡蛎汤：法半夏 10g，陈皮 10g，茯苓 15g，甘草 6g，枳实 6g，竹茹 10g，黄连 30g，郁金 30g，龙骨 20g，牡蛎 30g，磁石 30g，酸枣仁 15g，夜交藤 15g，合欢花 15g。

【现代研究】

黄连抗肿瘤的临床研究目前以复方为主，复方外用于肿瘤术后伤口促进创面愈合，内服起到对肿瘤放化疗增效、减毒和改善生活质量的作用。路军章等对 90 例口腔肿瘤放疗患者进行研究，其中治疗组 69 例使用大黄黄连泻心汤（大黄 10g，黄连 10g，生甘草 6g）含漱，对照组用复方呋喃西林液含漱，对照组轻、中、重度放射性口腔黏膜炎的发生率分别为 100%、83.33%、53.33%，治疗组则分别为 100%、36.67%、

16.67%。两组中、重度放射性口腔黏膜炎发生率差异有显著性（$P < 0.05$）。研究表明，大黄黄连泻心汤含漱对防治放射性口腔黏膜炎有明显效果。采用联合用药的方式观察黄连素对顺铂抗肿瘤作用的影响，发现黄连素可通过增加 A549 细胞的缝隙连接功能而明显增强顺铂的细胞毒性。黄连素能抑制环氧酶 -2 基因的表达和环氧酶 -2 活性，进而抑制前列腺素 E2 的生成，可能是黄连素抑制人类结肠腺癌细胞生长和增殖的机制之一。黄连素还能诱导活性氧大量产生，破坏肿瘤细胞，或者增强抑癌基因表达，或者增强 Fas/Fas L 信号传导途径，从而达到抗肿瘤作用。黄连素还可以抑制人胃癌细胞、人急性早幼粒白血病细胞、小鼠血细胞、人皮肤成纤维细胞及角蛋白细胞中基质金属蛋白酶的表达和活性。

【注意事项】

本品大寒，过量久服易伤脾胃，脾胃虚寒者忌用。苦燥易伤阴津，阴虚津伤者慎用。

参考文献

［1］鲁周南，包晓霞，薛晓鸥，等.黄连抗肿瘤临床运用及安全性评估研究进展［J］.辽宁中医药大学学报，2017，19（1）：131-133.

［2］蒋国君，李利，吴小祥，等.黄连素在 A549 细胞中对顺铂抗肿瘤作用的影响及其机制［J］.中国肺癌杂志，2015，18（8）：481-486.

［3］台卫平，罗和生.黄连素抑制结肠癌细胞环氧合酶 -2 的作用［J］.中华内科杂志，2003（8）：33-35.

[4] 孟芳, 谭小武. 黄连素诱导肿瘤细胞凋亡机制的研究进展 [J]. 中国现代医药杂志, 2016, 18 (4): 99–102.

[5] Kim S, Kim Y, Kim J E, et al. Berberine inhibits TPA-induced MMP-9 and IL-6 expression in normal human kerati-nocytes [J]. Phytomedicine International Journal of Phytotherapy & Phytopharmacology, 2008, 15 (5): 340-347.

[6] Kim S, Chung J H. Berberine prevents UV-induced MMP-1 and reduction of type I procollagen expression in human der-mal fibroblasts [J]. Phytomedicine, 2008, 15 (9): 749-753.

黄　柏

【来源】

黄柏为芸香科植物黄皮树或黄檗的干燥树皮。前者习称"川黄柏", 后者习称"关黄柏"。剥取树皮后, 除去粗皮, 晒干。

【性味归经】

味苦, 性寒。归肾、膀胱经。

【功能】

清热燥湿, 泻火除蒸, 解毒疗疮。

【临床应用】

常用于治疗食管癌、肝癌、阴茎癌、肺癌。

【复方应用】

治阴茎癌方: 黄柏、黄连、黄芩、紫草各15g, 硼砂、枯矾各30g, 冰片10g, 青黛12g。研细末, 涂抹患处。

【现代研究】

黄柏化学成分以生物碱为主,并认为是黄柏的主要药效成分之一。用MTT法研究发现,川黄柏所含成分可以抑制肿瘤细胞Hep G2生长,IC_{50}值为0.15μM,表明其对肿瘤细胞具有一定的抗癌作用。廖静等研究表明,黄柏加药照光组对BGC823人胃癌细胞生长、癌细胞噻唑蓝代谢活力均有光敏抑制效应,其光敏作用重点靶位是生物膜。张少梅从川黄柏中所分离出来的小檗碱、β-谷甾醇、豆甾醇对胃癌、宫颈癌有较好抑制作用,川黄柏具有抗癌活性,很有可能与其所含Fe元素有关。川黄柏甲醇提取物对1-甲基-4-苯基吡啶离子(MPP^+)诱导的大鼠肾上腺髓质嗜铬瘤分化细胞株(PC-12细胞)神经元凋亡有保护作用。

【注意事项】

本品苦寒伤胃,脾胃虚寒者忌用。

参考文献

[1] 张冠英,董瑞娟,廉莲.川黄柏、关黄柏的化学成分及药理活性研究进展[J].沈阳药科大学学报,2012,29(10):812-821.

[2] 孙森凤,张颖颖,褚万春.黄柏药理作用的研究进展[J].山东化工,2017,46(14):99-100.

[3] 高妍,周海芳,刘朵,等.黄柏化学成分分析及其药理作用研究进展[J].亚太传统医药,2019,15(4):207-209.

[4] 陈阳峰,钟晓红.黄柏的药理作用及其活性成分提取[J].作物研究,2015,29(5):564-568.

［5］Jung H W, Jin G Z, Kim S Y, et al. Neuroprotective effect of methanol extract of Phellodendri Cortex against 1-methyl-4-phenylpyridinium（MPP）-induced apoptosis in PC-12 cells. Cell Biology International, 2009, 33（9）, 957-963.

白茅根

【来源】

白茅根为禾本科植物白茅的干燥根茎。春、秋两季采挖，除去地上部分及泥土，洗净，干燥，除去须根及膜质叶鞘，捆成小把。

【性味归经】

味甘，性寒。归肺、胃、膀胱经。

【功能】

凉血止血，清热利尿。

【临床应用】

常用治食道癌、胃癌、肠癌、肺癌、膀胱癌、鼻咽癌等癌瘤中属湿浊内聚、血热郁滞者。

【复方应用】

治疗膀胱癌膀胱湿热证，可与车前子、木通、萹蓄、滑石、瞿麦、栀子、大黄等同用。如果患者热证明显，表现为小便灼热、疼痛明显，发热口渴，大便秘结，可加枳实、竹叶、天花粉等；如果湿证明显，表现为神情疲倦，感觉困重，可加用萆薢、石菖蒲等；若患病久，湿热伤阴，表现为口干，大便秘结，手心脚心热，可加用生地黄、麦冬、知母等；若患者腰痛明显，加用郁金、三七等活血定痛。白茅根以止血见长，单用即有效，若患者血尿明显，可加大白茅根的用量，或加用小蓟、仙鹤草、大枣等；若患者有瘀血征象，小便中带血，夹有血块，则加用三七、桃仁等化瘀止血；膀胱癌晚期转移至肝胆，出现黄疸时，常配伍茵陈、栀子。

【现代研究】

白茅根活性成分主要有糖类、三萜类、有机酸类、黄酮类、甾醇类等。有学者依据临床经验用白茅根、薏苡仁等4味中药组成肝癌复方，发现其对小鼠肝癌 H22 细胞移植瘤有明显抑制作用，抑瘤率为 53.85%，优于环磷酰胺（48.46%）。白茅根水提物能有效抑制 SMMC-7721 细胞增殖，抑制 G2/M 期细胞比例，将细胞周期阻滞在 S 期，具有明显的促进 SMMC-7721 细胞凋亡的作用。另有研究表明，白茅根多糖能抑制人肝癌细胞系 SMMC-7721、Hep G2 细胞增殖和 H22 小鼠实体瘤的生长，升高荷瘤小鼠外周血的白细胞介素（interleukin，IL）2 分泌水平。有学者使用不同浓度的芦竹素处理前列腺癌细胞株 LNCap 发现，其能上调活化型胱天蛋白酶 9、活化型胱天蛋白酶 3 的表达，增加 Bcl-2/Bax 比值促进细胞凋亡。

【注意事项】

脾胃虚寒，溲多不渴者禁用。

参考文献

[1] 马成勇，王元花，杨敏，等.白茅根及其提取物的药理作用机制及临床应用 [J].医学综述，2019, 25（2）: 370-374.

［2］孙瀚，范雪梅，王义明，等.肝癌复方对小鼠肝癌细胞移植瘤的抑制作用初探［J］.中成药，2015，37（5）：1091-1093.

［3］刘金荣.白茅根的化学成分、药理作用及临床应用［J］.山东中医杂志，2014，33（12）：1021-1024.

［4］王莹.白茅根抗肝癌物质组筛选及体内外抗肿瘤作用的研究［D］.沈阳：辽宁中医药大学，2010.

［5］陈大可.芦竹素对人前列腺癌细胞系细胞凋亡及bcl-2/bax表达的影响［J］.中国中西医结合外科杂志，2016，22（6）：575-579.

紫 草

【来源】

紫草为紫草科植物新疆紫草或内蒙紫草的干燥根。春、秋两季采挖，除去泥沙，干燥。

【性味归经】

味甘、咸，性寒。归心、肝经。

【功能】

凉血，活血，解毒透疹。

【临床应用】

常用治扁桃腺癌、鼻咽癌、肺癌、食管癌、胃癌、绒毛膜上皮癌、恶性葡萄胎、子宫癌、白血病、乳腺癌、皮肤癌等癌瘤中属血热毒盛、瘀血阻滞者。

【现代研究】

紫草的化学成分主要有紫草萘醌类、单萜苯醌类及苯酚类、生物碱类、酚酸类等多种具有生物活性的化合物。近年来随着对紫草研究的不断深入，发现紫草有抗肿瘤及免疫调节、保肝、抗氧化等作用。紫草素（shikonin）作为一种中药单体组分，对乳腺癌、肝癌、前列腺癌等多种癌细胞都有杀死或抑制其生长的作用。有报道证明，口服紫草素可延长晚期肺癌患者的生存期，未观察到毒副作用。紫草的抗癌效果与磷酸化细胞凋亡相关蛋白的增加有关，并与减少人表皮样癌的细胞增殖相关蛋白水平相关联。研究紫草素对脑胶质瘤干细胞（GSCs）干性维持的影响及相关分子机制发现，紫草素能够明显抑制 GSCs 的干性维持，其机制可能与 PI3K/Akt 信号通路有关。紫草素可通过 ROS/Akt、ROS/RIP/NF-κB 通路诱导 Caspase 依赖的细胞凋亡，也可通过 ROS/ERK、ROS/RIP 及 ATG7 通路诱导细胞自噬发生。研究紫草素对人宫颈癌 HeLa 细胞增殖、侵袭和迁移能力的影响。并对其机制进行初步探讨发现，紫草素可显著抑制 HeLa 细胞的增殖、侵袭和迁移能力，其机制可能与抑制 FAK 磷酸化水平有关。紫草素诱导 MCF-7 细胞凋亡的机制涉及改变 Bcl-2/Bax 的表达，同时通过改变线粒体动力学关键因子 Drp1 及 p-Drp1 的表达，加速线粒体的裂解，触发细胞凋亡的线粒体途径和 Caspase-3 活化。对 H22 肝癌小鼠，通过测定抑瘤率、自然杀伤细胞杀伤率、淋巴细胞转化指数等指标，发现新疆紫草素对小鼠肝癌具有明显抑制作用。

【注意事项】

胃肠虚弱、大便滑泄者慎服。

参考文献

[1] 詹志来, 胡峻, 刘谈, 等. 紫草化学成分与药理活性研究进展 [J]. 中国中药杂志, 2015, 40 (21): 4127-4135.

[2] 卢微. 紫草素诱导 MCF-7 乳腺癌细胞凋亡机制的研究 [D]. 长春: 吉林大学, 2013.

[3] 刘静, 笪祖科, 李振, 等. 紫草素对脑胶质瘤干细胞干性维持的相关研究 [J]. 中国药理学通报, 2016, 32 (1): 49-54.

[4] 詹志来, 胡峻, 刘谈, 等. 紫草化学成分与药理活性研究进展 [J]. 中国中药杂志, 2015, 40 (21): 4127-4135.

[5] 龚克. 紫草素诱导人肝细胞肝癌程序性死亡及其分子机制研究 [D]. 武汉: 武汉大学, 2013.

[6] 郝臻凤, 刘静, 张瑜, 等. 紫草素对宫颈癌 HeLa 细胞增殖、侵袭和迁移的影响 [J]. 中国实验方剂学杂志, 2015, 21 (6): 91-94.

[7] 袁慧勤, 胡迪. 紫草的药理作用及单味药临床外用概述 [J]. 医学综述, 2015, 21 (3): 504-506.

败酱草

【来源】

败酱草为败酱科植物黄花败酱或白花败酱的干燥全草。夏季花开前采收, 除去泥沙, 干燥。

【性味归经】

味辛、苦，性微寒。归胃、大肠、肝经。

【功能】

清热解毒，消痈排脓，活血化瘀。

【临床应用】

常用治膀胱癌、宫颈癌、肠癌、喉癌、乳腺癌、绒毛膜上皮癌等癌瘤中属热毒郁阻者。

【复方应用】

治绒毛膜癌：败酱草、黄芪、白及各15g，赤小豆、薏苡仁、冬瓜仁、鱼腥草各30g，茜草、当归、党参、阿胶珠各9g，甘草6g，水煎服，每日1剂。

【现代研究】

目前发现的败酱草化学成分以三萜皂苷类居多，也有环烯醚萜类、香豆素类、甾醇类、黄酮类、挥发性化合物等。黄花败酱总皂苷可延长艾氏腹水瘤的小鼠存活时间，说明黄花败酱总皂苷有一定的体内抗肿瘤活性。有学者探讨败酱草单萜环烯醚酯类（patrinia monoterpene iridoid ether esters，PMIEE）对Hep G2和MCF7细胞增殖抑制和凋亡的影响，发现PMIEE可诱导Hep G2和MCF7细胞增殖抑制和凋亡，下调Bcl-2、cdc2和CyclinB1表达，以及上调Bax和Caspase-3表达，其抗癌的潜在机制可能与此有关。研究表明，败酱草总皂苷促进了相关肿瘤组织的凋亡，明显观察到了凋亡小体的产生，从而可以揭示败酱草总皂苷可以通过诱导相关细胞凋亡而产生抑制肿瘤生长的作用。通过实验证实，败酱草多糖可升高小鼠血清溶血素、抗体生成细胞水平及单核巨噬细胞吞噬功能，同时能抑制S180

肉瘤小鼠肿瘤的生长；采用 MTT 法测定不同剂量的白花败酱草提取物对 Siha 细胞活力及细胞形态的影响，结果发现不同浓度的提取物会对其产生显著的生长抑制。

【注意事项】

脾胃虚弱者慎用。

参考文献

［1］赵栋，丁青，肖艺.败酱草的研究进展［J］.中医药导报，2009，15（10）：76-78.

［2］张一芳.败酱草研究进展［J］.中药材，2009，32（1）：148-152.

［3］计莉强，吴景敏，闵炜，等.败酱草单萜环烯醚酯类对 Hep G2、MCF7 细胞增殖及凋亡的影响［J］.中国现代应用药学，2019，36（6）：692-697.

［4］张永强.败酱草总皂苷抗小鼠宫颈癌活性研究［D］.咸阳：西北农林科技大学，2011.

［5］吕品田，孙颖光，刘斌.败酱草多糖的免疫调节作用及对 S180 荷瘤小鼠的影响研究［J］.中药材，2017，40（01）：212-215.

［6］朴成玉，房城，张颖，等.白花败酱草抗妇科肿瘤有效部位对 Siha 细胞体外抑制作用研究［J］.黑龙江科学，2015，6（2）：10-11.

地　榆

【来源】

地榆为蔷薇科植物地榆或长叶地榆的干燥根。后者称"绵地榆"。春季将发芽时，或秋季植株枯萎后采挖，除去须根，洗净，干燥，或趁鲜切片，干燥。

【性味归经】

味苦、酸、涩，性微寒。归肝、大肠经。

【功能】

凉血止血，解毒敛疮。

【临床应用】

用治食管癌、胃癌、肠癌、肝癌、肺癌、膀胱癌、宫颈癌等癌瘤中属热毒内蕴，并有血热出血者。

【复方应用】

胃癌：地榆、槐花各 15g，棕榈炭 10g，仙鹤草 30g，三七粉 3g。水煎服，每日 1 剂。

【现代研究】

地榆含有鞣质、皂苷类及黄酮类与甾体类等化学成分，对于乳腺癌、肝癌、胃癌等肿瘤细胞株均表现出抑制肿瘤细胞生长或是诱导肿瘤细胞凋亡的作用。地榆总皂苷为地榆根部提取出的三萜类皂苷，研究表明其体内外均具抗肿瘤活性。构建小鼠移植性 S180 皮下瘤模型及免疫组化法（IHC）检测表明，地榆总皂苷对 S180 肉瘤小鼠肿瘤组织微血管的生成及血管内皮生长因子（VEGF）的表达具有一定抑制作用。地榆提取液对白血病细胞（K562）、肝癌细胞（HePGZ）、宫颈癌细胞（HeLa）、胃癌细胞（BGC823）4种癌细胞的生长都有明显抑制作用且存在一定的量效关系。研究表明，鞣花酸是地榆抗肿瘤血管生成的活性成分，通过成分的分离纯化结果显示，地榆正丁醇部位能显著抑制人脐静脉血管内皮细胞（HUVEC）增殖模型、人乳腺癌细胞（MCF-7）增殖模型、人肝癌细胞（Bel-7402）增殖模型3种细胞的增殖。通过研究发现，地榆中的没食子酸和鞣花酸有抗癌功效，对于乳腺癌细胞MCF-7和MDA-MB231的增殖均有影响，能够诱导其凋亡；研究发现，用热水提取的地榆成分（HESO）对口腔癌HSC4和HN22细胞株有抑制作用，且抑制效果表现出剂量依赖性，HESO给药量越大，抑制越明显，给药48小时的IC_{50}分别为391.3μg/mL和259.9μg/mL。

【注意事项】

脾胃虚寒，中气下陷，冷痢泄泻，崩漏带下，血虚有瘀者均应慎服。

参考文献

［1］代良敏，熊永爱，范奎，等.地榆化学成分与药理作用研究进展［J］.中国实验方剂学杂志，2016，22（20）：189-195.

［2］叶招浇，阎澜，李洪娇，等.中药地榆的药理作用及临床应用研究进展［J］.药学服务与研究，2015，15（1）：47-50.

［3］秦三海，李坤，周玲，等.地榆总皂苷抗肿瘤作用的

实验研究［J］.山东医药，2010，50（15）：24-26.

［4］秦三海，王燕，周玲，等.地榆总皂苷体内抗小鼠肿瘤组织微血管生成的实验研究［J］.中医药学报，2012，40（5）：38-40.

［5］王振飞.大蓟、小蓟、地榆提取液对四种癌细胞抑制作用的研究［D］.呼和浩特：内蒙古大学，2007.

［6］于娅.地榆活性成分抑制肿瘤血管生成作用及机理研究［D］.成都：成都中医药大学，2015.

［7］Wang Z，Loo W，Wang N，et al. Effect of Sanguisorba officinalis L on breast cancer growth and angiogenesis［J］. Expert Opinion on Therapeutic Targets，2012，16 Suppl 1（3）：S79.

［8］Cho，Sung-Dae. Apoptotic effect of hot water extract of Sanguisorba officinalis L. in human oral cancer cells［J］. Oncology Letters，2012，4（3）：489-494.

穿心莲

【来源】

穿心莲为爵床科植物穿心莲的干燥地上部分。

【性味归经】

味苦，性寒。归心、肺、大肠、膀胱经。

【功能】

清热解毒，凉血，消肿。

【临床应用】

用治肝细胞癌、前列腺癌、非小细胞癌。

【复方应用】

肺癌：穿心莲、白花蛇舌草各 30g，山芝麻 10g，干蟾酥 1只，壁虎 1 条。研磨为丸。

【现代研究】

穿心莲内酯是从爵床科草本植物穿心莲全草中提取的主要有效成分，研究进一步证明，穿心莲内酯能抑制 BGC-823 细胞增殖、阻滞其细胞周期在 G0/G1 期和诱导其细胞凋亡，表现出很强的抗癌药效，是潜在的抗胃部肿瘤中药制剂成分。穿心莲内酯及其衍生物都表现出很强的抗癌活性，衍生物构效关系（SAR）研究表明，主要发挥作用的是 α- 次甲基 -γ- 丁内酯基团。通过研究表明，穿心莲内酯能降低人肺腺癌 A549 细胞中，TNF-α 诱导的 IKKβ 磷酸化，从而抑制细胞内 NF-κB 信号通路，以及影响 A549 细胞的存活率。穿心莲内酯对乳腺癌MCF-7 细胞、食管癌 Ec9706 细胞、结肠癌 HCT-8 和 HCT-116 细胞、前列腺癌 PC-3 细胞等肿瘤细胞均有抗肿瘤活性。以穿心莲内酯为先导物，合成了一系列结构为 12-N- 取代 -14-脱氧穿心莲内酯的衍生物，发现化合物 4d 在体外和体内均具有显著的抗肿瘤作用。

【注意事项】

不宜多服久服，脾胃虚寒者不宜用。

参考文献

[1] 杨雪松，高慧媛，张又夕，等 . 穿心莲内酯药理作用的研究进展 [J] . 热带医学杂志，2019，19（4）：518-522.

[2] 李曙光，邵钦树，王元宇，等 . 穿心莲内酯体外对人

胃腺癌 BGC823 细胞增殖凋亡的影响［J］. 中华胃肠外科杂志, 2013, 16（7）: 676-680.

［3］Das B, Chowdhury C, Kumar D, et al. Synthesis, cytotoxicity, and structure-activity relationship（SAR）studies of andrographolide analogues as anti-cancer agent.［J］. Bioorganic & Medicinal Chemistry Letters, 2010, 20（23）: 6947-6950.

［4］任丹虹, 方堃, 应可净. 穿心莲内酯对人肺腺癌 A549 细胞 NF-κB 通路的调控作用［J］. 中国药理学与毒理学杂志, 2010, 24（2）: 106-110.

［5］Jada S R, Hamzah A S, Lajis N H, et al. Semisynthesis and cytotoxic activities of andrographolide analogues.［J］. J Enzyme Inhib Med Chem, 2006, 21（2）: 145-155.

［6］Fan Q Q, Wang Q J, Zeng B B, et al. Synthesis and antitumor effect of novel andrographolide derivatives［J］. Journal of China Pharmaceutical University, 2010, 41（4）: 326-332.

半边莲

【来源】

半边莲为桔梗科植物半边莲的干燥全草。夏季采收, 除去泥沙, 洗净, 晒干。

【性味归经】

味辛, 性平。归心、小肠、肺经。

【功能】

利尿消肿, 清热解毒。

【临床应用】

用于治疗喉癌、食管癌、肝癌、胃癌等。

【复方应用】

治膀胱癌：龙葵、白英、土茯苓、白花蛇舌草各30g，蛇莓15g，海金沙、灯心草、威灵仙各9g，水煎服，每日1剂。

【现代研究】

半边莲的主要化学成分有黄酮、生物碱和香豆素类等。半边莲生物碱对U266细胞有明显抑制作用，且呈现浓度依赖效应。有研究发现，半边莲所含木犀草素能显著诱导人非小细胞肺癌细胞A549细胞凋亡和细胞周期阻滞。对木犀草素抗肿瘤细胞增殖及增敏抗肿瘤药物作用进行研究，发现木犀草素对肿瘤细胞具有体外抗增殖作用，低浓度（5～10μmol/L）的木犀草素在不同肿瘤细胞中对抗肿瘤药的增敏作用强度不同，在HeLa细胞中增敏作用最显著。

【注意事项】

虚证水肿忌用。

参考文献

［1］周斌，崔小弟，程丹，等.半边莲的化学成分和药理作用研究进展［J］.中药材，2013，36（4）：679-681.

［2］张玉杰，李明春，张华，等.半边莲药理作用及机制的研究进展［J］.中国药师，2015，18（8）：1376-1378.

半枝莲

【来源】

半枝莲为唇形科植物半枝莲的干燥全草。夏、秋两季茎叶茂盛时采挖，洗净，晒干。

【性味归经】

味辛、苦，性寒。归肺、肝、肾经。

【功能】

清热解毒，化瘀利尿。

【临床应用】

用于治疗鼻咽癌、甲状腺癌、肺癌、肝癌、食管癌等。

【现代研究】

半枝莲含有大量黄酮类、二萜类、挥发油类及多糖等化学成分。半枝莲对肝癌、肺癌、结肠癌、舌鳞癌、白血病等多种肿瘤细胞均有一定的抑制作用。主要有抑制肿瘤细胞增殖、免疫调节、抗肿瘤血管生成、抑制肿瘤细胞的端粒酶活性、抗氧化作用。半枝莲总黄酮提取物通过线粒体途径诱导人肝癌 MHCC97-H 细胞凋亡。实验证实，半枝莲乙醇提取物能有效抑制人肺癌细胞株 A549 的增殖，可能与促进细胞编程性死亡和细胞毒作用有关。半枝莲能有效抑制肿瘤血管生成，其机制可能与抑制肿瘤细胞缺氧诱导因子（HIF-1）的表达及磷酸化其上游调节信号 AKT 有关。半枝莲中的挥发油，对 U937 细胞具有一定的体外抗肿瘤作用。

【注意事项】

体虚及孕妇慎服。

参考文献

［1］林靖怡，刘韶松，明艳林.半枝莲化学成分及药理活性研究进展（综述）［J］.亚热带植物科学，2015，44（1）：77-82.

［2］石梦莹，卢小路，熊思会，等.半枝莲抗肿瘤药理研究进展［J］.世界中医药，2016，11（4）：741-743.

［3］Gao J，Lu W，Dai Z，et al. Induction of apoptosis by total flavonoids from Scutellaria barbata D. Don in human hepato-carcinoma MHCC97-H cells via the mitochondrial pathway［J］. Tumour Biology the Journal of the International Society for Oncodevelopmental Biology & Medicine，2014，35（3）：2549-2559.

［4］Yin X，Zhou J，Jie C，et al. Anticancer activity and mechanism of Scutellaria barbata extract on human lung cancer cell line A549.［J］. Life ences，2004，75（18）：2233-2244.

［5］张海方，许化溪.半枝莲超临界CO_2萃取物化学成分分析及其体外抗肿瘤作用［J］.山东医药，2010，50（47）：47-48.

马齿苋

【来源】

马齿苋为马齿苋科植物马齿苋的全草。

【性味归经】

味酸，性寒。归肝、大肠经。

【功能】

清热利湿，凉血解毒。

【临床应用】

用于甲状腺癌、鼻咽癌、喉癌、皮肤癌等。

【现代研究】

马齿苋主要含有生物碱类、萜类、香豆素类、黄酮类、有机酸类、挥发油及多糖等化学成分。马齿苋多糖 POP Ⅱ 和 POP Ⅲ 均能提高正常小鼠的胸腺指数和脾指数，表明马齿苋多糖 POP Ⅱ 和 POP Ⅲ 具有显著的抗肿瘤及提高免疫力的功效。采用 MTT 法测定马齿苋中总黄酮的甲醇提取液对人肺癌细胞 A549 体外增殖的影响，发现马齿苋总黄酮具有较强的抗氧化和抗肿瘤活性。有学者研究马齿苋多糖（PHP）抗肿瘤作用的免疫学机制，结果表明 PHP 可明显提高荷瘤小鼠免疫器官重量及增强荷瘤小鼠细胞免疫和体液免疫功能。说明 PHP 抗肿瘤作用的机制可能与提高机体免疫功能有关。马齿苋体外对肝癌细胞 SMMC7721 的增殖具有一定的抑制作用，体内可使小鼠 S180 腹水瘤分裂指数显著下降，并抑制小鼠 S180 移植性实体瘤生长。

【注意事项】

脾胃虚寒者慎用；不宜与甲鱼同食，否则会导致消化不良、食物中毒等症。孕妇忌用。

参考文献

[1] 王天宁，刘玉婷，肖凤琴，等．马齿苋化学成分及药理活性的现代研究整理［J］．中国实验方剂学杂志，2018，24（6）：224-234.

[2] 牛广财，李世燕，朱丹，等．马齿苋多糖POP Ⅱ和POP Ⅲ的抗肿瘤及提高免疫力作用［J］．食品科学，2017，38（3）：201-205.

[3] 梁艳妮，唐志书，张晓群，等．马齿苋总黄酮的超声波辅助提取工艺优化及其抗氧化、抗肿瘤活性研究［J］．中国农学通报，2019，35（4）：130-135.

[4] 赵蕊，高旭，邵兴月．马齿苋多糖对荷瘤小鼠机体免疫调节作用的研究［J］．黑龙江畜牧兽医，2014（21）：157-160.

[5] 王倩，范文涛．马齿苋对白介素 -6 及溃疡性结肠炎癌变的影响［J］．河南中医，2013，33（8）：1327-1328.

射　干

【来源】

射干是鸢尾科植物射干的干燥根茎。春初刚发芽或秋末茎叶枯萎时采挖，除去须根及泥沙，干燥。

【性味归经】

味苦，性寒。归肺经。

【功能】

清热解毒，消痰，利咽。

【现代研究】

用射干提取物分离得到的鸢尾苷元和野鸢尾苷元对前列腺癌细胞 RWPE-1、LNCaP 和 PC-3 进行体外试验，发现它们可以通过调整细胞周期来抑制癌细胞的增殖，从而减少前列腺癌细胞的数量。用射干提取物治疗裸鼠前列腺癌，证实其中的鸢尾苷元及其他提取物可调节癌基因的异常表达，推测是通过上调前列腺癌细胞中基质金属蛋白酶抑制因子 3 基因表达，下调上皮特异性内皮素转录因子、前列腺特异抗原、人端粒酶逆转录酶基因、胰岛素样生长因子 1 受体基因表达而具有抗肿瘤作用。有研究者给肺癌小鼠皮下注射鸢尾黄素 30mg/kg，持续 20天，可看到小鼠体内的肿瘤体积显著减小，说明鸢尾黄素具有明显抗肿瘤活性。研究发现，鸢尾黄素和鸢尾苷通过抑制环氧化酶 2（COX-2）的活性，进一步抑制肿瘤血管的增生。

【注意事项】

病无实热，脾虚便溏及孕妇禁服。

参考文献

[1] Morrissey C, Bektic J, Spengler B, et al. Phytoestrogens derived from Belamcanda chinensis have an antiproliferative effect on prostate cancer cells in vitro [J]. Journal of Urology, 2004, 172（6）: 2426-2433.

[2] Paul T, Jens-Gerd S, Peter B, et al. Tectorigenin and other phytochemicals extracted from leopard lily Belamcanda chin-

ensis affect new and established targets for therapies in prostate cancer [J]. Carcinogenesis, 2005, 26（8）：1360-1367.

［3］展锐，焦正花，王红丽，等.射干的药理作用研究概况［J］.甘肃中医，2011，24（1）：78-80.

［4］Jung S H, Lee Y S, Lee S, et al. Anti-angiogenic and anti-tumor activities of isoflavonoids from the rhizomes of Belamcanda chinensis［J］. Planta Medica, 2003, 69（7）：617-622.

［5］Yamaki K, Kim D H, Ryu N, et al. Effects of Naturally Occurring Isoflavones on Prostaglandin E2 Production［J］. Planta Medica, 2002, 68（2）：97-100.

蒲公英

【来源】

蒲公英是菊科植物蒲公英、碱地蒲公英或同属数种植物的干燥全草。4～5月开花前或刚开花时连根挖取，除尽泥土，晒干。

【性味归经】

味苦、甘，性寒。归肝、胃经。

【功能】

清热解毒，消肿散结，利尿通淋。

【临床应用】

用于肝癌、胃癌、肺癌、白血病、胶质瘤、大肠癌、乳腺癌和黑色素瘤等。

【现代研究】

近年来研究表明，蒲公英可以抑制体外培养的肿瘤细胞生长，蒲公英根提取物、蒲公英多糖等均具有诱导肿瘤细胞凋亡，抑制肿瘤细胞增殖的作用，以及抑制肿瘤引起的炎症反应。蒲公英萜醇和乙酰蒲公英萜醇对胃癌细胞株 AGS 细胞生长、增殖和凋亡影响研究表明，蒲公英萜醇可抑制 AGS 细胞生长，通过阻滞细胞周期于 G2/M 期促进细胞凋亡。采用 MTT 法研究蒲公英对肝癌细胞、大肠癌细胞增殖的抑制作用，发现蒲公英单味水煎醇提取物对肝癌细胞、大肠癌细胞增殖具有明显抑制作用。蒲公英多糖通过促进 P53 和 Bax 蛋白的表达，抑制 Bcl-2 蛋白的表达来诱导乳腺癌细胞凋亡，抑制其增殖，从而发挥体内抗乳腺癌作用。蒲公英提取液治疗肝癌腹水瘤 H22 细胞株荷瘤小鼠，证实蒲公英有延长小鼠生存期等功效，推测蒲公英抑制肿瘤生长的机制可能是通过蒲公英扶植双歧杆菌等益生菌的生长和增强小鼠免疫力来实现的。

【注意事项】

用量过大可致缓泻。

参考文献

[1] 齐绪林，高鹏飞，乔田奎，等 . 中药蒲公英抗肿瘤作用研究进展 [J] . 中国肿瘤，2015，24（1）：53-56.

[2] 谭宝，石海莲 . 蒲公英萜醇和乙酰蒲公英萜醇对胃癌细胞生长的影响及机制研究 [A] . 中国中西医结合学会消化系统疾病专业委员会 . 第二十九届全国中西医结合消化系统疾病学术会议论文集 [C] . 中国中西医结合学会消化系统疾病专业

委员会：中国中西医结合学会，2017：4.

　［3］沈敬华，杨丽敏，张林娜，等.五种中药提取物抗肿瘤作用的研究［J］.内蒙古医学院学报，2005（4）：46-48.

　［4］牛虎.蒲公英多糖对乳腺癌细胞增殖和凋亡的影响［D］.济南：山东大学，2017.

牛蒡子

【来源】

牛蒡子为菊科植物牛蒡的干燥成熟果实。秋季果实成熟时采收果序，晒干，打下果实，除去杂质，再晒干。

【性味归经】

味辛、苦，性寒。归肺、胃经。

【功能】

疏散风热，解毒透疹，宣肺利咽，散结化痰。

【临床应用】

结直肠癌、肺癌和肝癌等。

【现代研究】

牛蒡子的主要化学成分是木脂素类和挥发油成分，还有少量生物碱、维生素等，研究表明牛蒡子苷元的抗癌作用效果明显。牛蒡子苷元能明显抑制大鼠 C6 胶质瘤生长，并且与替莫唑胺合用具有协同作用，作用机制与影响脑胶质瘤相关蛋白（PCNA 和 GFAP）表达和调节机体免疫（抑制 CD40 表达）相关。牛蒡子苷元可以剂量依赖地抑制肺癌细胞系 H460 细胞的增殖，在与化疗药物顺铂联用后，可以增强顺铂对 H460 细胞凋亡的诱导作用；有研究发现牛蒡子苷元可以通过抑制 AKt 的磷酸化来达到抑制肝癌细胞生长的作用。磷脂酰肌醇 3- 激酶 / Akt（PI3K/AKt）信号在肝癌细胞生长和增殖过程中起着重要作用。

【注意事项】

牛蒡子性寒凉，不可多食久用。

参考文献

［1］马英华，张晓娟 . 牛蒡子药物应用的研究进展［J］. 中医药信息，2017，34（2）：116-119.

［2］苏勤勇，李晓梅，姚景春，等 . 牛蒡子苷元对大鼠脑胶质瘤的作用及初步作用机制探讨［J］. 中国药理学通报，2015，31（6）：805-809.

［3］王焕勤，王静 . 牛蒡子苷元与顺铂联合对人肺癌 H460 细胞系增殖和凋亡的影响［J］. 医药论坛杂志，2015，36（2）：1-5.

［4］王静泓，姜孝新，曾乐平，等 . 牛蒡子苷元通过抑制 PI3K/Akt 信号通路诱导肝癌细胞凋亡［J］. 肿瘤药学，2015，5（6）：430-435.

［5］Hennessy B T，Smith D L，Ram P T，et al. Exploiting the PI3K/AKT pathway for cancer drug discovery.［J］. Nature Reviews Drug Discovery，2005，4（12）：988-1004.

连 翘

【来源】

连翘为木犀科植物连翘的干燥果实。秋季果实初熟尚带绿色时采收，除去杂质，蒸熟，晒干，习称"青翘"；果实熟透时采收，晒干，除去杂质，习称"老翘"。

【性味归经】

味苦，性微寒。归肺、心、小肠经。

【功能】

清热解毒，消肿散结。

【现代研究】

连翘具有苯乙醇苷类、木脂素类、萜类、黄酮类等化学成分。有研究表明，连翘醇提物对恶性胸腹腔积液中原代肿瘤细胞有较好的细胞毒作用，对化疗耐药的原代肿瘤细胞具有一定的抑制作用。目前连翘抗肿瘤作用成分研究主要集中在醇提物方面。用 MTT 法观察连翘乙醇提取物抗肿瘤活性，表明在体外对人肝癌细胞株 SMMC-7721、人肠癌细胞株 LoVo、人胃低分化腺癌细胞株 BGC-823 和小鼠 H22 肝癌细胞均有明显抑制作用，IC_{50} 分别为 1.03mg/mL、2.40mg/mL、1.18mg/mL、0.73mg/mL。连翘醇提物（450mg/kg、900mg/kg）对 H22 肝癌小鼠的作用机制研究，发现其可能通过促进免疫细胞增殖生长，增强机体免疫间接发挥抗肿瘤作用。连翘脂素和表松脂素对人胃癌细胞株 SGC7901 生长具有一定的抑制作用。

【注意事项】

脾胃虚寒及气虚脓清者不宜用。

参考文献

［1］袁岸，赵梦洁，李燕，等.连翘的药理作用综述［J］.中药与临床，2015，6（5）：56-59.

［2］胡文静，钱晓萍，涂云霞，等.连翘乙醇提取物抗肿瘤作用的实验研究［J］.南京中医药大学学报，2007（6）：379-381，415.

［3］夏伟，董诚明，杨朝帆，等.连翘化学成分及其药理学研究进展［J］.中国现代中药，2016，18（12）：1670-1674.

山豆根

【来源】

山豆根为豆科植物越南槐的干燥根及根茎。秋季采挖，除去杂质，洗净，干燥。

【性味归经】

味苦，性寒；有毒。归肺、胃经。

【功能】

清热解毒，消肿利咽。

【现代研究】

山豆根含有生物碱、黄酮和三萜类等成分。另有研究表明，山豆根治疗肿瘤，是由于其含有能够有效诱导肿瘤细胞凋亡的具有异戊烯基（Isoprenyl）类结构单元的黄酮化合物。山豆根水提取物［6.25（生药）g/L、12.5（生药）g/L、25（生药）g/L］对人非小细胞肺癌细胞（A549）具有抑制增殖和促进凋亡作用，能够使细胞周期停滞于 G0/G1 期。研究表明，山豆根总生物碱部位也有一定抗肿瘤活性，但肿瘤抑制率低，毒性大；山豆根中的金雀花碱对人宫颈癌细胞（HeLa）和人乳腺肿瘤细胞（MDA–MB–231）具有明显细胞毒性作用，其 IC_{50} 为 11.4（生药）g/L。山豆根中分离得到的 1–［6,7–dihydro–5H–pyrrolo（1,2–α）imidazol–3–yl］ethanone 对 A549 具有一定的抑制作用，IC_{50} 为 6.68（生药）kg/L。

【注意事项】

本品有毒，过量服用易引起呕吐、腹泻、胸闷、心悸等，故用量不宜过大。脾胃虚寒者慎用。

参考文献

［1］程钱，王金凤，王宝丽，等.山豆根化学成分、生物活性及质量控制研究进展［J］.辽宁中医药大学学报，2017，19（7）：119–125.

［2］陈影，陈两绵，仝燕，等.山豆根药理毒理研究进展［J］.中国中药杂志，2017，42（13）：2439–2442.

［3］张奇峰.山豆根提取物体外抗肿瘤实验研究［J］.中医药临床杂志，2015，27（9）：1269–1271.

［4］姚仲青，朱虹，王光凤.山豆根总生物碱抗肿瘤作用的初步研究［J］.南京中医药大学学报，2005（4）：253–254.

［5］Xing-Nuo Li，Zhi-Qiang Lu，Song Qin，et al. Tonkinensines A and B, two novel alkaloids from Sophora tonkinensis［J］. Tetrahedron Letters，2008，49（23）：3797-3801.

［6］潘其明，黄日镇，潘英明，等.山豆根的化学成分研究［J］.中国中药杂志，2016，41（1）：96-100.

［7］Sachiko Kajimoto，Noriko Takanashi，Tetsuya Kajimoto，et al. Sophoranone，extracted from a traditional Chinese medicine Shan Dou Gen，induces apoptosis in human leukemia U937 cells via formation of reactive oxygen species and opening of mitochondrial permeability transition pores［J］. International Journal of Cancer，2002，99（6）：879-890.

蛇 莓

【来源】

蛇莓为蔷薇科蛇莓属植物蛇莓的全草。夏秋采收，鲜用或洗净晒干。

【性味归经】

味甘、酸，性寒；有小毒。入大肠、肺、肝经。

【功能】

清热解毒，散瘀消肿。

【临床应用】

多用于治疗脑瘤、鼻咽癌、肺癌、乳腺癌、食管癌、胃肠癌、肝癌、胰腺癌、膀胱癌、前列腺癌、宫颈癌、卵巢癌和肉瘤等。

【复方应用】

治癌肿、疗疮：蛇莓三钱至一两，煎服。(《上海常用中草药》)

【现代研究】

蛇莓主要成分包括蛇莓苷 A、蛇莓苷 B、乌苏酸、齐墩果酸、β-谷甾醇、蔷薇酸、对羟基桂皮酸和芹菜素等。研究表明，蛇莓水提取物可以抑制肺癌、胰腺癌、前列腺癌和乳腺癌细胞增殖，IC_{50} 为 208 ～ 419μg/mL，提示蛇莓具有较好的抗癌作用。研究显示蛇莓酚提取物可以抑制细胞周期素 A、E 和 D1，以及 CDK2 表达，阻滞宫颈癌和卵巢癌细胞周期于 S 期。蛇莓提取物可抑制肺癌细胞 EMT，降低细胞黏附能力，同时可抑制 MMP-2 和尿激酶型纤溶酶原激活物（u-PA）表达；在体内可以抑制肺部肿瘤生长。还有研究显示，蛇莓总酚可以抑制宫颈癌、肺癌、鼻咽癌和胃癌细胞增殖，IC_{50} 为 63.24 ～ 245.66mg/L；蛇莓中齐墩果酸可以抑制人肝癌 SMMC-7721 细胞增殖。

【注意事项】

蛇莓性寒，长期食用伤及脾胃，脾胃虚寒的患者慎食。

参考文献

［1］李淼，安红梅，沈克平，等.蛇莓抗肿瘤作用及临床应用［J］.世界中医药，2019，14（2）：505-509.

［2］李燕锋，赵晶.蛇莓的药理作用研究进展［J］.天津药学，2016，28（6）：66-69.

［3］Shoemaker M，Hamilton B，Dairkee S H，et al. In vitro anticancer activity of twelve Chinese medicinal herbs［J］. Phytotherapy Research，2005，19（7）：649-651.

［4］Chen P N，Yang S F，Yu C C，et al. Duchesnea indica extract suppresses the migration of human lung adenocarcinoma cells by inhibiting epithelial–mesenchymal transition［J］. Environmental Toxicology，2017，32（7-8）：2053-2063.

［5］彭博，胡秦，王立为，等.蛇莓总酚的抗肿瘤作用及免疫学机制的初步探讨［J］.中国药理学通报，2007（8）：1007-1010.

［6］吴英俊，王超男，刘洁婷，等.蛇莓中齐墩果酸对肝癌细胞SMMC-7721的抑制作用［J］.中国生化药物杂志，2011，32（4）：306-308.

鸦胆子

【来源】

鸦胆子为苦木科植物鸦胆子的干燥成熟果实。秋季果实成熟时采收，除去杂质，晒干。

【性味归经】

味苦，性寒；有小毒。归大肠、肝经。

【功能】

清热解毒，截疟，止痢，腐蚀赘疣。

【现代研究】

鸦胆子主要化学成分有苦木内酯、黄酮、三萜及生物碱等多种类型。苦木内酯类具有抗肿瘤作用。现代药理研究表明，鸦胆子油可明显抑制肉瘤细胞、肝癌细胞、肺癌细胞及宫颈癌细胞等肿瘤细胞的生长，是较好的抗肿瘤药物。采用 S180 肿瘤细胞小鼠模型，研究鸦胆子油对 S180 肿瘤细胞抑瘤率的影响，结果表明鸦胆子油能够抑制 S180 肿瘤细胞的生长，并增强小鼠的免疫力。鸦胆子油乳可抑制肺腺癌 SPA-A1 细胞增殖，诱导肺腺癌 SPA-A1 细胞凋亡，并使肺腺癌 SPA-A1 细胞阻滞于 G0/G1 期。另有研究鸦胆子苦醇（brusatol）对人前列腺癌 DU145 细胞的生长抑制及其作用机制，发现鸦胆子苦醇对人前列腺癌 DU145 细胞的抑制作用更为显著，并且可以时间和剂量依赖性地抑制人前列腺癌 DU145 细胞的生长，其半数有效抑制浓度 IC_{50} 为（0.27 ± 0.04）µmol/L。采用 MTT 法，以紫杉醇为对照，研究鸦胆子乙醇提取物分离出的苦木内酯单体对人类结肠癌、肝癌、胃癌、肺癌、卵巢癌 5 类癌细胞的毒性作用，结果表明，鸦胆子中一些苦木内酯类化学成分也具有广泛的肿瘤抑制作用。

【注意事项】

孕妇及小儿慎用，胃肠出血及肝肾病患者，应忌用或慎用。

参考文献

［1］赵廷．鸦胆子化学成分及药理活性研究［D］．石家庄：河北医科大学，2015.

［2］马青松，庞玉新，杨全，等.鸦胆子的药理作用和抗肿瘤机制研究进展［J］.贵州农业科学，2015，43（2）：137-140.

［3］王坚，黄绳武.鸦胆子油干乳胶囊的抗肿瘤作用及其对免疫功能的影响［J］.山西中医学院学报，2013，14（2）：34-35.

［4］耿国军，余海彬，于修义，等.鸦胆子油乳对肺癌细胞的抑制作用［J］.中国医院药学杂志，2016，36（4）：300-304.

［5］谭亚芳，李娟，胡树枝，等.鸦胆子苦醇抑制人前列腺癌 DU145 细胞生长及作用机制［J］.广西植物，2015，35（3）：431-436.

［6］Liu J H, Zhao N, Zhang G J, et al. Bioactive quassinoids from the seeds of Brucea javanica.［J］. Journal of Natural Products，2012，75（4）：683.

紫花地丁

【来源】

紫花地丁是堇菜科植物紫花地丁的全草。春、秋季采收，除去杂质，晒干。

【性味归经】

味苦、辛，性寒。归心、肝经。

【功能】

清热解毒、凉血消肿。

【现代研究】

紫花地丁含黄酮类、香豆素类、有机酸、酚类、生物碱、皂苷、多糖、氨基酸、多肽及蛋白质、植物甾醇等多种有效成分。其中，黄酮和香豆素类化合物是紫花地丁药材中重要的活性成分。动物实验研究发现，紫花地丁对以 U14 宫颈癌细胞选模的荷瘤鼠肿瘤组织产生较强的抑制作用，且随着紫花地丁水提取物、乙醇提取物浓度升高，对肿瘤细胞的抑制率也随之升高。紫花地丁能提高 U14 荷瘤鼠胸腺和脾脏指数和体内 IL-2、TNF-α 水平，降低瘤组织中突变型抑癌基因 P53 和 Bcl-2 蛋白的表达。研究紫花地丁多糖（VPPS）对 A549 细胞直接抑制作用，发现 VPPS 通过诱导肿瘤细胞 A549 凋亡直接发挥抑制肿瘤作用。

【注意事项】

阴疽漫肿无头及脾胃虚寒者慎服。

参考文献

［1］李永生，何希瑞，杨燕，等．紫花地丁化学成分与药理活性研究新进展［J］．环球中医药，2013，6（4）：313-318.

［2］宋妍．紫花地丁药理作用的研究现状［J］．中医临床研究，2017，9（12）：136-137.

［3］张涛，苍薇，田黎明，等．紫花地丁对 U14 荷瘤鼠抑瘤作用的实验研究［J］．时珍国医国药，2011，22（12）：2926-2927.

［4］袁会成，赵良存，万学娜，等．紫花地丁多糖对A549细胞增殖抑制机理的研究［J］．热带医学杂志，2020，20（8）：1005-1008.

重　楼

【来源】

重楼为百合科植物七叶一枝花、云南重楼的根茎。

【性味归经】

苦，微寒；有小毒。入肝经。

【功能】

清热解毒，消肿，解痉。

【临床应用】

治疗食道癌、喉癌、直肠癌、肺癌、肝癌、宫颈癌等各类癌症。

【现代研究】

在民间，重楼主要用于治疗各种疮毒、痈疽、毒蛇咬伤等，是一味传统的民族药。其主要成分为皂苷类物质。有研究证明重楼的甲醇和水提取物对L-929细胞具有很强的细胞毒活性，且随着浓度增大而增强。重楼水煎液对宫颈癌细胞有明显抑制作用，而同样质量浓度的药物对正常人胚肺成纤维细胞未见损害。有研究者探讨由重楼、黄芪、北沙参、天冬、女贞子、石上柏等组成的益肺抗瘤饮对肺癌转移的抑制作用及其对免疫功能的影响，结果表明该方剂能够抑制Ⅲ期肺癌患者病灶转移，调动患者自身的抗肿瘤能力，防止癌细胞的扩散。

第四章　清热解毒类

【注意事项】

虚寒证、阴证外疡者及孕妇禁服。元气虚者禁用。

参考文献

［1］叶漪，梁娟.七叶一枝花的民族植物学研究［J］.中国民族民间医药，2017，26（5）：76-79.

［2］王丽，甄汉深，韦一飞，等.七叶一枝花的研究概况［J］.壮瑶药研究季刊，2018（2）：18-23.

［3］王强，徐国钧.中药七叶一枝花类对 L-929 细胞的细胞毒活性研究［J］.中草药，1987，18（11）：46.

［4］詹锋，李质怀，刘和强.部分抗癌中药对 HeLa 细胞的抵制实验［J］.兰州医学院学报，2003（4）：15-16.

［5］许玲，刘嘉湘.益肺抗瘤饮对肺癌转移及免疫功能的影响［J］.中国中西医结合杂志，1997（7）：401-403.

第五章　活血化瘀（止血）类

　　中医认为，气滞血瘀是恶性肿瘤发生及发展的重要病理因素，因此活血化瘀是治疗肿瘤的基本方法之一。临床肿瘤患者多见肿块疼痛、出血，有瘀斑、瘀点等症状，从实验研究结果来看，大多肿瘤患者存在不同程度的外周微循环障碍、血液流变性和凝固性异常。活血化瘀药具有活血化瘀、消肿散结等功效，可以降低肿瘤患者血液黏稠度，从而防止肿瘤栓子的形成及肿瘤细胞的血行转移。

艾　叶

【来源】

　　艾叶为菊科植物艾的干燥叶。夏季花未开时采摘，除去杂质，晒干。

【性味归经】

　　味辛、苦，性温。归肝、脾、肾经。

【功能】

　　散寒止痛，温经止血。

【现代研究】

　　艾叶中主要含有萜类、黄酮、苯丙素、芳香酸（醛）、甾体及脂肪酸等化学成分。现代研究发现艾叶具有抗菌、抗癌、补体激活等作用。艾叶所含 arteminolide C 能够抑制 H–ras–transformed NIH3T3 细胞株的增殖；所含黄酮类化合物棕矢车菊素（jaceosidin）能抑制人乳头状瘤病毒肿瘤蛋白 E6 和肿瘤抑制蛋白 p53 的结合，抑制肿瘤蛋白 E7 和肿瘤抑制蛋白 Rb 的结合，也能够抑制宫颈癌细胞（包括 Si Ha 和 Ca Ski）中 HPV–16 的功能。艾叶多糖能明显抑制肝癌细胞的增殖，明显提高 TNF 对靶细胞的活性，明显增强 NK 细胞对靶细胞的杀伤力，说明艾叶多糖既具有直接抗肿瘤细胞作用，又可增强免疫系统的协同抗癌作用。另有研究发现，艾叶水提物及去多糖水提物的抗肝癌活性强于艾叶多糖。

【注意事项】

阴虚血热者慎服。

参考文献

［1］李真真，吕洁丽，张来宾，等.艾叶的化学成分及药理作用研究进展［J］.国际药学研究杂志，2016（6）：1059-1066.

［2］袁林祥，吴航宇，邱彩玲.艾叶的药物活性成分、药理作用及临床应用浅析［J］.当代医药论丛，2020，18（2）：171-173.

［3］侯迎迎.艾叶乙酸乙酯部位抗乙肝病毒活性研究及成分分析［D］.郑州：郑州大学，2013.

［4］Lee H G, Yu K A, Oh W K, et al. Inhibitory effect of jaceosidin isolated from Artemisiaargyi on the function of E6 and E7 oncoproteins of HPV 16.［J］. Journal of Ethnopharmacology,

2005, 98（3）：339-343.

[5]喻昕，尹美珍，王静晖，等.艾叶多糖的直接及免疫协同抗肿瘤作用[J].湖北理工学院学报，2014，30（3）：53-56.

[6]尹美珍，王静晖，陈敬钦，等.艾叶粗提物的分离提取及其抗肝癌活性组分筛选[J].黄石理工学院学报，2010，26（5）：56-58.

白 及

【来源】

白及为兰科植物白及的干燥块茎。夏、秋两季采挖，除去残茎、须根，洗净，置沸水中煮或蒸至内无白心，晒至半干，撞去粗皮，晒干或烘干。

【性味归经】

味苦、甘、涩，性微寒。归肺、胃、肝经。

【功能】

收敛止血、消肿生肌。

【现代研究】

白及的化学成分主要有联苄类、二氢菲类、联菲类、联菲醚类、菲骈吡喃类、联苄葡萄糖苷类、甾体、三萜等。白及块茎含有黏液质多糖，具有抗癌作用。白及葡甘聚糖通过与类肝素蛋白多糖（HSPG）竞争性结合血管生成因子或干扰 HSPG 的中介作用，影响肿瘤血管生长因子与其受体结合，抑制内皮细胞生长，从而抑制肿瘤血管生成。白及水浸出液可促进小鼠骨髓细胞增殖，以及白细胞介素 2（IL-2）的分泌。白及块茎醇提物能诱导人早幼粒白血病细胞（HL-60）凋亡，氯仿层诱导效果最佳，白及所含萜类化合物可造成人脐静脉内皮细胞凋亡，很可能是通过促使微管解体及微丝去组装造成的。

参考文献

［1］万大群，赵仁全，刘海，等.白及的成分、药理作用和临床应用研究进展［J］.中国药业，2017，26（2）：93-96.

［2］饶文龙，张浩，张熹玮，等.白及药理作用研究进展［J］.上海中医药杂志，2015（8）：97-99.

［3］陶阿丽，金耀东，刘金旗，等.中药白及化学成分、药理作用及临床应用研究进展［J］.江苏农业科学，2013（11）：6-9.

［4］张洁，张卫明，史劲松，等.白及葡甘聚糖在医药中的研究进展［J］.高分子通报，2010（9）：52-57.

［5］邱大琳，陈蕾，李法庆.白及对小鼠骨髓细胞增殖和白细胞介素 -2 产生的影响［J］.时珍国医国药，2006（12）：2457-2458.

斑　蝥

【来源】

斑蝥为芫青科昆虫南方大斑蝥或黄黑小斑蝥的干燥全体。夏、秋两季在早晨露水未干时捕捉，放入容器内闷死或烫死，干燥。

【性味归经】

味辛，性热；有大毒。归肝、胃、肾经。

【功能】

破血消癥，攻毒蚀疮。

【现代研究】

斑蝥是我国首先发现的一种具有抗肿瘤作用的虫类药物之一，其抗肿瘤主要成分为斑蝥素。我国医药科技人员首先发现斑蝥能使由焦油诱发的家兔癌瘤消失。采用 MTT 法对分离的化合物 1～9 进行抗肿瘤活性测试，结果表明，化合物（斑蝥素）对结肠癌细胞 HCT-116、人肝癌细胞 Hep G2、人胃癌细胞 BGC-823、人非小细胞肺癌细胞 NCI-H1650、人卵巢癌细胞 A2780 有明显抑制作用，具有较强的抗肿瘤活性，其他化合物体外抗肿瘤作用不明显。研究去甲斑蝥素对乳腺癌 MCF-7 细胞血管生成的影响并探讨其作用机制，发现去甲斑蝥素各组细胞管状结构生成明显少于对照组（$P < 0.05$），随药物浓度增加，管状结构生成减少，去甲斑蝥素可通过抑制肿瘤血管生成，发挥抗肿瘤作用，其机制可能与调控 VEGF mRNA、Dll4 mRNA 表达相关。有研究者系统评价斑蝥胶囊辅助治疗非小细胞肺癌（NSCLC）的有效性与安全性，发现斑蝥胶囊辅助治疗 NSCLC 可以增加近期疗效，改善患者的生活质量，减轻化疗药物的毒副作用。有研究者观察斑蝥素酸镁对 SMMC-7721 肝癌细胞丝裂原激活蛋白激酶（MAPK）信号通路的影响，发现斑蝥素酸镁可能是通过抑制 PP2A 活性，进而抑制 ERK1/2 通路来实现对 SMMC-7721 肝癌细胞增殖的抑制。

【注意事项】

不宜与乌头类药材同用。

参考文献

[1]高毅洁，杜金行."小虫子"有大用途（上）[J].中老年保健，2017（6）：26-28.

[2]曾瑶波，刘晓玲，李创军，等.斑蝥化学成分及体外抗肿瘤活性研究[J].中国中药杂志，2016，41（5）：859-863.

[3]杜向青.去甲斑蝥素抑制乳腺癌MCF-7细胞血管生成研究[J].中医学报，2015，30（1）：23-24+31.

[4]徐泳，彭文潘，韩迪，等.斑蝥胶囊辅助治疗非小细胞肺癌的Meta分析[J].中国中药杂志，2020，45（16）：3967-3973.

[5]刘云，李晓飞，邹倩倩，等.斑蝥素酸镁阻断MAPK信号通路抑制SMMC-7721人肝癌细胞增殖[J].细胞与分子免疫学杂志，2017，33（3）：347-351.

赤 芍

【来源】

赤芍为毛茛科植物芍药或川赤芍的干燥根。春、秋两季采挖，除去根茎、须根及泥沙，晒干。

【性味归经】

味苦，性微寒。归肝经。

【功能】

清热凉血，散瘀止痛。

【临床应用】

常用于甲状腺癌、鼻咽癌、肝癌等的治疗。

【复方应用】

治肝癌：赤芍、白术、茯苓、桃仁、栀子、川楝子各9g，柴胡60g，甘草3g，柴胡另煎取汁，和其他药煎液内服。

【现代研究】

赤芍含有丰富的苷类化合物（芍药苷、芍药内酯苷、氧化芍药苷、苯甲酰芍药苷、芍药花苷），药理作用研究证明，其具有抑制血小板和红细胞聚集、抗凝和抗血栓、抗动脉粥样硬化、保护心脏和肝脏、抗肿瘤等作用。观察赤芍总苷（TPG）对诱导荷瘤小鼠肿瘤细胞凋亡及调控荷瘤鼠免疫功能的作用，结果表明TPG不仅能诱导肿瘤细胞凋亡，而且使荷瘤鼠的胸腺指数和脾指数都增加，可以调节荷瘤鼠的免疫功能。观察TPG在荷瘤鼠机体中的抑瘤作用，推测其可能是通过调节荷瘤鼠机体异常的免疫状态而发挥抗瘤作用。研究TPG对Hep A肝癌小鼠肿瘤生长及肿瘤细胞凋亡的影响，结果表明TPG高、低剂量均能明显抑制Hep A肝癌小鼠肿瘤的生长。

【注意事项】

不与藜芦同用。血虚者慎服。

参考文献

［1］王薇.赤芍化学成分和药理作用的研究进展［J］.黑龙江科技信息，2015，17：109.

第五章　活血化瘀（止血）类

101

［2］阮金兰，赵钟祥，曾庆忠，等.赤芍化学成分和药理作用的研究进展［J］.中国药理学通报，2003；19（9）：965-970.

［3］董国菊.赤芍总苷药理作用的研究进展［J］.环球中医药，2017，10（09）：1157-1160.

［4］于晓红，于洋，华东.赤芍总苷对荷瘤小鼠抗肿瘤作用的免疫机理研究［J］.江西中医药大学学报，2005，17（1）：61-62.

［5］许惠玉，陈志伟，王继峰，等.赤芍总苷对Hep A肝癌小鼠肿瘤细胞凋亡的影响［J］.中草药，2007，38（9）：1364-1367.

地　龙

【来源】

地龙为钜蚓科动物参环毛蚓、通俗环毛蚓、威廉环毛蚓或栉盲环毛蚓的干燥体，前一种习称"广地龙"，后三种习称"沪地龙"。广地龙春季至秋季捕捉，沪地龙夏季捕捉，及时剖开腹部，除去内脏及泥沙，洗净，晒干或低温干燥。

【性味归经】

味咸，性寒。归肝、脾、膀胱经。

【功能】

清热定惊，通络，平喘，利尿。

【现代研究】

近年研究表明地龙的化学成分有蚓激酶、蛋白质、氨基酸、次黄嘌呤等。有研究者从赤子爱胜蚓（Eisenia foetida）中提取出糖脂蛋白混合物（G-90），发现其具有抗氧化、纤溶酶和抗氧化酶活性，提示其具有较强的抑制肿瘤生长和促凋亡作用。推测蚯蚓体腔细胞液可能包含生物活性因子，可以通过合成和分泌细胞毒蛋白杀伤肿瘤细胞。研究发现，地龙抽提物对多种人癌细胞株有抑制杀伤作用，其中凋亡相关丝氨酸蛋白酶Ⅰ（ARSPⅠ）是地龙抑制癌细胞生长的物质基础。

【注意事项】

阳气虚损、脾胃虚弱、肾虚喘促、血虚等人群不能使用。

参考文献

［1］杜航，孙佳明，郭晓庆，等. 地龙的化学成分及药理作用［J］. 吉林中医药，2014，34（7）：707-709.

［2］刘文雅，王曙东. 地龙药理作用研究进展［J］. 中国中西医结合杂志，2013，33（2）：282-285.

［3］Hrzenjak T，Hrzenjak M，Kasuba V，et al. A new source of biologically active compounds--earthworm tissue（Eisenia foetida，Lumbricus rubelus）.［J］. Comparative Biochemistry and Physiology Part A Physiology，1992，102（3）：441-447.

［4］Péter Engelmann，József Pál，Berki T，et al. Earthworm leukocytes react with different mammalian antigen-specific monoclonal antibodies［J］. Zoology，2002，105（3）：257-265.

［5］谢江碧，郭振泉，翁宁，等. 一种凋亡相关蚯蚓丝氨

酸蛋白酶的纯化、活性鉴定及部分性质研究［J］.生物化学与生物物理进展，2003（3）：453-460.

卷 柏

【来源】

卷柏为卷柏科植物卷柏或垫状卷柏的干燥全草。全年均可采收，除去须根及泥沙，晒干。

【性味归经】

味辛，性平。归肝、心经。

【功能】

活血通经。

【临床应用】

常用治胃癌、膀胱癌、皮肤癌等属瘀血阻滞者。

【复方应用】

治鼻咽癌：卷柏、麦冬、女贞子、苍耳子、辛夷、菟丝子各 15g，玄参、北沙参各 30g，石斛、黄芪、白术、紫草各 25g，知母 12g，山豆根、淮山药、石菖蒲各 10g，白芷 5g。水煎服，每日 1 剂。

【现代研究】

卷柏中主要含有双黄酮、木脂素、生物碱、甾体等成分。抗肿瘤转移活性筛选结果表明，麦芽碱 –O–α–L 吡喃鼠李糖苷、麦芽碱 –O–［（6″–O– 反式肉桂酰基）–4′–O–β –D– 吡喃葡萄糖基 –α –L– 吡喃鼠李糖苷］均能剂量依赖性提高细胞抗肿瘤转移活性。兖州卷柏生物碱对小鼠 H22 肝癌细胞增殖抑制研究发现，其效果随浓度增大和培养时间增长而增加，其中生物碱浓度为 8mg/mL，细胞培养 48 小时，对肝癌细胞增殖抑制率达 53.25%。

【注意事项】

孕妇忌服。

参考文献

［1］王雪．卷柏化学成分的研究［D］．沈阳：沈阳药科大学，2009.

［2］齐妍．卷柏抗肿瘤转移的活性成分［J］．中成药，2014，36（8）：1682–1687.

［3］邱丹缨，温扬敏，谢永华，等．超声辅助提取兖州卷柏生物碱及其对 H22 肝癌细胞增殖抑制影响［J］．食品工业科技，2013，34（10）：265–268.

丹 参

【来源】

丹参为唇形科植物丹参的干燥根及根茎。深秋、初春两季采挖，除去茎叶，洗净泥土，干燥。

【性味归经】

味苦，性微寒。归心、肝经。

【功能】

祛瘀止痛，活血通经，清心除烦。

【临床应用】

临床常用治肝癌、大肠癌、食管癌、胃癌、子宫颈癌、白血病等属血热及瘀血内阻者。

【复方应用】

治脑瘤：丹参、葛根、生牡蛎各 30g，制南星 12g，夏枯草 20g。水煎，每日 1 剂，分 2 ~ 3 次饮服。

【现代研究】

丹参所含化学成分有脂溶性的二萜醌类和水溶性酚酸类。从丹参根部提取物分离出 18 种活性成分，全部含有丹参酮色素，用这 18 种活性成分处理肿瘤细胞 48 小时后，每种肿瘤细胞系的增殖都明显受到抑制。丹参素可使 MGC803 细胞阻滞于 G2/M 期，同时促进细胞发生凋亡；下调细胞中 Cyclin B1 蛋白表达，使得 Caspase-3 与 Caspase-6 的活性明显升高，抑制肿瘤生长。丹参素可能作用于肿瘤细胞缺氧晚期，通过清除 ROS 进而抑制 ROS 诱导的 ERK1/2、AKT 等细胞增殖信号的磷酸化水平，以及 Nrf2 表达，最终抑制非小细胞肺癌细胞的生长。研究发现，隐丹参酮是个巨大的内质网（ER）应激物，可导致很多肿瘤细胞凋亡，包括肝癌细胞 Hep G2。另有研究丹参对人胆管癌 HCCC-9810 细胞的作用，发现隐丹参酮是在细胞周期的 G1/G0 阶段抑制肿瘤细胞增殖。

【注意事项】

妇女月经过多及无瘀血者禁服；孕妇慎服；反藜芦。

参考文献

[1] 谷雨，谷巍，于淑莲. 丹参药理作用的研究进展［J］.

人参研究, 2007（1）: 27-29.

［2］蔡琳，彭鹏，郭甜. 丹参药理作用及临床研究进展
［J］. 山东化工, 2016, 45（17）: 51-52.

［3］穆娟，赵明峰，李玉明. 丹参在药理作用的研究现况
［J］. 当代医学, 2017, 23（27）: 182-184.

［4］陶丽，王生，赵杨，等. 丹参素对非小细胞肺癌 A549
细胞内氧化还原状态及相关核转录因子的影响［J］. 中国中药
杂志, 2012, 37（9）: 1265-1268.

［5］Park I J, Kim M J, Park O J, et al. Cryptotanshinone induces ER stress-mediated apoptosis in Hep G2 and MCF7 cells［J］.
Apoptosis, 2012, 17（3）: 248-257.

［6］Chen W, Luo Y, Liu L, et al. Cryptotanshinone Inhibits Cancer Cell Proliferation by Suppressing Mammalian Target of Rapamycin-Mediated Cyclin D1 Expression and Rb Phosphorylation［J］. Cancer Prevention Research, 2010, 3（8）: 1015.

徐长卿

【来源】

徐长卿为萝藦科植物徐长卿的干燥根及根茎。

【性味归经】

味辛，性温。归肝、胃经。

【功能】

祛风化湿，止痛止痒。

【临床应用】

常用治骨癌、胰腺癌、肺癌、肝癌、鼻咽癌等属瘀血阻滞者。

【现代研究】

徐长卿水提物可抑制体外培养的 Hep G2 肝癌株增殖的机制可能为抑制细胞增殖的 S 期，阻碍肝癌细胞进入 G2/M 期。用从徐长卿中提取出来的多糖对小鼠进行灌胃给药，发现其可以显著抑制小鼠移植性腹水癌 EAC 和 H22、实体瘤 S180 的生长发育。通过研究发现，徐长卿中主要成分丹皮酚对体外培养的人肝癌细胞 Hep G2 和 SMMC-7721 具显著增殖抑制作用，并可以诱导其凋亡。

【注意事项】

体弱者慎服。

参考文献

［1］姜雪，孙森凤，任俊洁，等. 徐长卿药理作用及临床应用研究进展［J］. 化工时刊，2017，31（6）：37-40.

［2］金贤兰. 徐长卿药理作用及临床应用研究进展［J］. 现代医药卫生，2010，26（19）：2947-2948.

［3］黄伟光. 徐长卿诱导人肝癌细胞 Hep G2 凋亡的实验研究［D］. 广州：广州中医药大学，2007.

［4］林丽珊，蔡文秀，许云禄. 徐长卿多糖抗肿瘤活性研究［J］. 中药药理与临床，2008，24（5）：40-42.

［5］徐淑萍. 丹皮酚增强化疗药物对人肝癌细胞的增殖抑制作用及其可能机制［D］. 合肥：安徽医科大学，2006.

王不留行

【来源】

王不留行为石竹科植物麦蓝菜的干燥成熟种子。夏季果实成熟、果皮尚未裂开时采割植株，晒干，打下种子，除去杂质，再晒干。

【性味归经】

味苦，性平。归肝、胃经。

【功能】

活血通经，下乳，消痈，利水通淋。

【临床应用】

常用治乳腺癌、肝癌、胃癌、肺癌、前列腺癌等属瘀血阻滞者。

【复方应用】

治前列腺癌：王不留行 30g，当归、续断、白芍、丹参各6g。水煎服，每日 1 剂。

【现代研究】

王不留行包含三萜皂苷、环肽、黄酮类、氨基酸及多糖等化学成分。观察王不留行提取物对小鼠 H22 移植瘤生长的作用，发现王不留行提取物能显著抑制 H22 移植性肿瘤的生长，该作用可能与其促进肿瘤细胞凋亡及抑制新生血管有关。有学者通过实验得出王不留行提取物能明显抑制内皮细胞增殖、迁移及黏附，因此具有潜在的抑制肿瘤血管生成作用。

【注意事项】

孕妇、血虚无瘀滞者均禁服。

参考文献

［1］汪晶晶, 任红立, 武洪志, 等. 中药王不留行的化学成分及药理作用研究进展［J］. 黑龙江畜牧兽医, 2017（7）: 101-103.

［2］高越颖, 冯磊, 邱丽颖. 王不留行提取物对 H22 荷瘤小鼠的抗肿瘤作用研究［J］. 中药材, 2015, 38（1）: 150-152.

［3］魏薇. 中药王不留行的研究进展［J］. 中国医药指南, 2014, 12（16）: 87-88.

红 花

【来源】

红花为菊科植物红花的干燥花。

【性味归经】

味辛, 性温。归心、肝经。

【功能】

活血通经, 散瘀止痛。

【现代研究】

红花含有多种化学成分, 其主要有效成分为黄酮类。红花甲醇提取物可使皮肤癌小鼠体内肿瘤细胞数量减少。红花多糖（SPS）作用于乳腺癌细胞 MCF-7, 可显著上调 p53 mRNA 及 Bax mRNA 的表达水平, 下调 Bcl-2 mRNA 表达水平, 而且这种调节作用存在浓度依赖关系。调节凋亡基因表达可能是红花多糖发挥抗肿瘤作用的主要机制之一。SPS 能够抑制小鼠肿瘤组织 CD44、MMP-9、AMF mRNA 和 nm23-H1 的表达,进而抑制肿瘤的转移。SPS 可提高 T739 肺癌小鼠 CTL 和 NK 细胞的毒性。

【注意事项】

孕妇及月经过多者禁服。

参考文献

[1] 易善勇,官丽莉,杨晶,等.红花药理作用及其开发与应用研究进展 [J].北方园艺,2015 (5):191-195.

[2] 汪宏雷.红花的药理作用 [J].中医药临床杂志,2014,26 (5):41-44.

[3] Kasahara Y,Kumaki K,Katagiri S,et al. Carthami flos extract and its component,stigmasterol,inhibit tumour promotion in mouse skin two-stage carcinogenesis [J]. Phytomedicine,1994,8(6):327-331.

[4] 罗忠兵.红花多糖对乳腺癌细胞 MCF-7 增殖和凋亡的调节作用 [D].广州:南方医科大学,2015.

[5] 梁颖.红花多糖对肿瘤转移相关基因表达影响的实验研究 [D].哈尔滨:黑龙江中医药大学,2012.

[6] Shi X,Ruan D,Wang Y,et al. Anti-tumor activity of safflower polysaccharide (SPS) and effect on cytotoxicity of CTL cells,NK cells of T739 lung cancer in mice [J]. China Journal of Chinese Materia Medica,2010,35 (2):215.

鸡血藤

【来源】

鸡血藤为豆科植物密花豆的干燥藤茎。秋、冬两季采收，除去枝叶，切片，晒干。

【性味归经】

味苦、甘，性温。归肝、肾经。

【功能】

补血，活血，通络。

【现代研究】

鸡血藤体内、体外均具有抗肿瘤活性，总黄酮及缩合鞣质是其抗肿瘤主要活性成分。在鸡血藤对人肺腺癌 A549 细胞氧化应激的研究中发现，鸡血藤黄酮类有效部位可降低 A549 细胞谷胱甘肽含量、升高脂质过氧化物及活性氧含量，其抗肿瘤作用可能与诱导肿瘤细胞氧化应激反应有关。鸡血藤体内抗肿瘤主要表现在抑制肿瘤生长、提高免疫及增效减毒三个方面，体外抗肿瘤作用机制研究发现，其抗肿瘤作用主要集中在促进肿瘤细胞凋亡、自噬，干扰肿瘤细胞周期和抑制肿瘤转移方面。

参考文献

［1］秦建鲜，黄锁义.鸡血藤药理作用的研究进展［J］.时珍国医国药，2014（1）：180-183.

［2］陈晓军.鸡血藤的药理作用研究综述［J］.中国民族民间医药，2009，18（13）：3-5.

［3］谭静，林红强，王涵，等.鸡血藤的药理作用及临床应用研究进展［J］.中药与临床，2018，9（5）：61-65.

［4］林燕，李萍，王燕，等.鸡血藤黄酮类有效部位对人肺腺癌 A549 细胞氧化应激的影响［J］.中国实验方剂学杂志，2012，18（4）：190-193.

姜　黄

【来源】

姜黄为姜科植物姜黄的干燥根茎。冬季茎叶枯萎时采挖，洗净，煮或蒸至透心，晒干，除去须根。

【性味归经】

味辛、苦，性温。归脾、肝经。

【功能】

破血行气，通经止痛。

【临床应用】

常用治前列腺癌、肝癌、胃癌、结肠癌、膀胱癌。

【现代研究】

现代研究显示姜黄主要含有姜黄素类和挥发油等成分。姜黄素作为抗癌剂，被美国国立肿瘤研究所列为第 3 代抗癌化学预防药。研究显示姜黄素可通过抑制 PI3K/Akt 和 MEK/ERK 信号通路活化，调节凋亡相关蛋白 Bax 和 Bcl-2 表达，抑制人结肠癌 RKO 细胞增殖并促进细胞凋亡。姜黄素还可以抑制 Janus 激酶 3 和 c-Jun N 末端激酶的活性，阻断 VGEF 的产生，抑制血管生成。

参考文献

［1］段白露．姜黄药理作用研究进展［J］．实用中医药杂志，2015（10）：981-982.

［2］章村田．姜黄药理作用研究进展［J］．河南中医，2015（5）：1188-1190.

［3］秦洛宜．姜黄、莪术、郁金的化学成分与药理作用研究分析［J］．临床研究，2019，27（2）：3-4.

［4］周晶晶，郑昱辰，李明月，等．姜黄素的药理作用研究进展［J］．吉林医药学院学报，2016，37（4）：304-307.

［5］金子，蔡颖，张晔，等．姜黄素对人结肠癌细胞PI3-K/Akt 和 MEK/ERK 信号通路的影响［J］．现代肿瘤医学，2015，23（12）：1629-1631.

［6］Krejsgaard T，Vetter-Kauczok C S，Woetmann A，et al. Jak3 and JNK-dependent vascular endothelial growth factor expression in cutaneous T-cell lymphoma［J］．Leukemia，2006，20（10）：1759-1766.

牛　膝

【来源】

牛膝为苋科植物牛膝的干燥根。冬季茎叶枯萎时采挖，除去须根及泥沙，捆成小把，晒至干皱后，用硫黄熏 2 次，将顶端切齐，晒干。

【性味归经】

味苦、酸,性平。归肝、肾经。

【功能】

活血祛瘀,补肝肾,强筋骨,利尿通淋,引血下行。

【现代研究】

有实验研究牛膝多糖(ABPS)联合5-氟尿嘧啶(5-Fu)对食管癌 EC9706 细胞的作用,发现 ABPS 对食管癌细胞的增殖有抑制作用,ABPS 与 5-Fu 联合使用具有协同抗肿瘤作用。从牛膝中提取分离的人参皂苷 Ro 可通过影响整合素 $\alpha v \beta 6$ 与 ERK 相关通路来调节 HT29 细胞的转移性质,对该信号通路中相关蛋白和 mRNA 表达的影响,最终抑制 HT29 在裸鼠体内的肺转移,表明人参皂苷 Ro 具有成为治疗肿瘤转移此种微小残留病症(MRD)的潜力。

参考文献

[1]张宇明,邹丹.牛膝的药理作用研究进展[J].中国医学创新,2009,6(6):112-113.

[2]冯婷,刘霞,赵明耀,等.牛膝多糖联合5-氟尿嘧啶对食管癌的作用及相关机制的探讨[J].重庆医科大学学报,2011,36(5):531-534.

[3]钱钧.从牛膝中分离的皂苷化合物抗肿瘤转移作用及机制的研究[D].福州:福州大学,2016.

大　蓟

【来源】

大蓟为菊科植物蓟的干燥地上部分或根。夏、秋两季花开时采割地上部分，或秋末挖根，除去杂质，晒干。

【性味归经】

味甘、苦，性凉。归心、肝经。

【功能】

凉血止血，祛瘀消肿。

【现代研究】

大蓟主要含有三萜和甾体类、挥发油类、长链炔醇类、黄酮和黄酮苷类化合物等。研究证明，大蓟提取液对人白血病细胞 K562、胃癌细胞 BGC823、肝癌细胞 Hep G2、宫颈癌细胞 HeLa、结肠癌细胞 HT−29，均有明显体外抑制作用。通过建立人肝癌 H22 和实体瘤 S180 鼠模型，进行体内抗肿瘤研究，结果表明从大蓟中分离出的两个黄酮单体化合物 5,7−二羟基黄酮和 6,4′−二甲氧基黄酮对肝癌 H22 和实体瘤 S180 有明显抑制作用。用人肝癌 SMMC−7721 和人子宫癌细胞 HeLa 进行实验，发现大蓟总黄酮能通过诱导癌细胞凋亡达到抗肿瘤效果，其抗肿瘤作用与时间、剂量均呈依赖关系，时间越长、剂量越大，抑制肿瘤细胞作用越强。

参考文献

［1］植飞，孔令义，彭司勋．中药大蓟的化学及药理研究

进展［J］. 中草药, 2001（7）: 664-667.

［2］李敏, 苗明三. 大蓟的化学、药理及临床应用特点
［J］. 中医学报, 2016, 31（2）: 262-265.

［3］王振飞, 李煜, 戴宝贞, 等. 大蓟对5种癌细胞抑制
作用的研究［J］. 中华中医药学刊, 2008（4）: 761-762.

［4］刘素君. 大蓟抗肿瘤成分的筛选及其用机制的研究
［D］. 成都: 四川大学, 2006.

［5］刘素君, 郭红, 潘明, 等. 大蓟总黄酮诱导肿瘤细胞
凋亡作用的研究［J］. 时珍国医国药, 2010, 21（2）: 294-
295.

牡丹皮

【来源】

牡丹皮为毛茛科植物牡丹的干燥根皮。秋季采挖根部, 除
去细根, 剥取根皮, 晒干。

【性味归经】

味苦、辛, 性微寒。归心、肝、肾经。

【功能】

清热凉血, 活血散瘀。

【临床应用】

常用治食道癌、肝癌、结肠癌、胃癌、胰腺癌和直肠癌等
消化系统肿瘤。近年来也有用治乳腺癌和宫颈癌的相关报道。

【现代研究】

有研究发现丹皮酚可抑制人SGC-790和鼠MFC肿瘤细胞

的 Bcl-2 基因表达，促进 Bax 基因表达。在研究丹皮酚对结肠癌细胞 HT-29 的抗肿瘤作用时还发现，其作用机制与其抑制环氧化酶 -2（COX-2）基因表达有关。丹皮酚具有抑制小鼠肝癌细胞（HepA）增殖作用，主要是通过 Caspase 和 NF-κB 途径发挥抗肿瘤作用。丹皮酚可通过启动磷脂酰肌醇激酶 3（PI3K）而降低肿瘤细胞内质网活性，从而抑制肿瘤细胞增殖分化。

参考文献

［1］龙世林，陈雅.牡丹皮药理作用及临床研究进展［J］.中国药业，2007，16（3）：63-64.

［2］杨小龙，张珂，许俊锋，等.牡丹皮药理作用的研究进展［J］.河南科技大学学报：医学版，2012，30（2）：157-158.

［3］翟春梅，孟祥瑛，付敬菊，等.牡丹皮的现代药学研究进展［J］.中医药信息，2020，37（1）：109-114.

［4］Na Li，Lu-Lu Fan，Guo-Ping Sun，et al. Paeonol inhibits tumor growth in gastric cancer in vitro and in vivo［J］. World Journal of Gastroenterology，2010，16（35）：4483-4490.

［5］Ye J M，Deng T，Zhang J B . Influence of paeonol on expression of COX-2 and p27 in HT-29 cells［J］. World Journal of Gastroenterology，2009（35）：4410-4414.

［6］Sun G P，Wang H，Xu S P，et al. Anti-tumor effects of paeonol in a HepA-hepatoma bearing mouse model via induction of tumor cell apoptosis and stimulation of IL-2 and TNF-alpha produc-

tion. ［J］. European Journal of Pharmacology, 2008, 584（2-3）:
246-252.

［7］Wang B, Yan G . Structure and antitumor（LOVO）ac-
tivity of Cortex moutan heteroglycan and Curcumin ［J］. Carbohy-
drate Polymers, 2011, 86（2）: 520-525.

［8］Kong D, Zhang F, Wei D, et al. Paeonol inhibits he-
patic fibrogenesis via disrupting nuclear factor-κB pathway in ac-
tivated stellate cells: in vivo and in vitro studies. ［J］. Journal of
Gastroenterology & Hepatology, 2013, 28（7）: 1223-1233.

茜　草

【来源】

茜草为茜草科植物茜草的干燥根及根茎。春、秋两季采挖，
除去泥沙及细须根，干燥。

【性味归经】

味苦，性寒。归肝经。

【功能】

凉血，止血，祛瘀，通经。

【现代研究】

茜草的化学成分有蒽醌、萘醌、环己肽、多糖等。茜草素
可抑制 Lewis 肺癌等相关癌细胞的增殖，显示出良好的抗肿瘤
活性。茜草中的环肽类成分的 C-3α、C-6β 位被羟基取代后，
其抗肿瘤活性下降。茜草素能够降低诱变剂 4- 硝基邻苯二胺
和 2- 氨基芴对 DNA 的损伤，大叶茜草素能够通过调控 PI3K/

AKT、ERK 等信号通路上调哺乳动物的雷帕霉素靶蛋白表达，下调 FAS 基因表达，激活 Nrf2 转录因子及其调控基因人血红素加氧酶 HO-1 的表达，还能抑制 NF-κB 转录因子的表达。

参考文献

［1］李海峰，肖凌云，张菊，等. 茜草化学成分及其药理作用研究进展［J］. 中药材，2016，39（6）：1433-1436.

［2］张振英，黄显峰. 茜草药理作用研究进展［J］. 现代中西医结合杂志，2007，16（15）：2172-2173.

［3］Kaur P，Chandel M，Kumar S，et al. Modulatory role of alizarin from Rubia cordifolia L. against genotoxicity of mutagens［J］. Food & Chemical Toxicology，2010，48（1）：320-325.

［4］Young-Man，Lee，Q-Schick，et al. Involvement of Nrf2-mediated upregulation of heme oxygenase-1 in mollugin-induced growth inhibition and apoptosis in human oral cancer cells［J］. Biomed Research International，2013（7）：210604.

［5］Do M T，Hwang Y P，Kim H G，et al. Mollugin inhibits proliferation and induces apoptosis by suppressing fatty acid synthase in HER2 overexpressing cancer cells［J］. Journal of Cellular Physiology，2013，228（5）：1087-1097.

乳 香

【来源】

乳香为橄榄科乳香树属植物乳香树、药胶香树及野乳香树等的树干皮部伤口渗出的油胶树脂。春夏均可采。

【性味归经】

味辛、苦，性温。入心、肝、脾经。

【功能】

活血止痛。

【现代研究】

乳香主要含有五环三萜、四环三萜和大环二萜等化合物。乳香三萜类化合物具有抑制肿瘤细胞增殖的作用。α−乳香酸在体外可抑制急性早幼粒细胞白血病细胞新生，从而抑制人早幼粒细胞白血病细胞（HL−60）的增殖，其作用可能与下调血管内皮生长因子及受体 Flt−1 有关。研究表明乳香酸提取物（主要包含 β−乳香酸、β−乙酰乳香酸、KBA、AKBA）通过上调 Caspase−3 和 Bax 蛋白诱导细胞凋亡而抑制艾氏腹水瘤和艾氏实体瘤的生长。研究发现乳香活性成分 AKBA 能显著降低胰腺癌组织内 NF−κB、环氧酶 −2、MMP−9、CXCR4 和血管内皮生长因子（VEGF）的表达，从而抑制 4 种胰腺癌细胞株系（As PC−1、PANC−28、MIAPa Ca−2、Bx PC−3）的生长。

参考文献

［1］方丽敏.乳香和乳香酸的药理活性及其作用机制［J］.心电图杂志（电子版），2019，8（4）：263-264.

［2］李苗，李伟.乳香研究进展［J］.药学研究，2012，31（11）：667-669.

［3］张勇.α-乳香酸抗急性髓细胞白血病血管新生的实验研究［D］.长沙：中南大学，2013.

［4］Agrawal S S，Saraswati S，Mathur R，et al. Antitumor properties of Boswellic acid against Ehrlich ascites cells bearing mouse［J］. Food and chemical toxicology：an international journal published for the British Industrial Biological Research Association，2011，49（9）：1924-1934.

［5］Byoungduck P，Sahdeo P，Vivek Y，et al. Boswellic Acid Suppresses Growth and Metastasis of Human Pancreatic Tumors in an Orthotopic Nude Mouse Model through Modulation of Multiple Targets［J］. Plus One，2011，6（10）：e26943.

山　楂

【来源】

山楂为蔷薇科植物山里红或山楂的干燥成熟果实。秋季果实成熟时采收，切片，干燥。

【性味归经】

味酸、甘，性微温。归脾、胃、肝经。

【功能】

消食化积，散瘀行滞。

【现代研究】

山楂中含有黄酮类、黄烷及其聚合物等多种化学成分。MTT法细胞增殖实验显示一定剂量的从山楂中分离出的谷甾醇对体外培养的HepS、S180、EAC细胞有显著抑制作用（$P < 0.01$），抑制率与时间和浓度呈正相关，对L02细胞无明显的抑制作用（$P > 0.05$）；电泳结果显示经谷甾醇作用的HepS细胞DNA出现梯度带。山楂果皮多酚和果肉多酚均具有明显抗癌活性，且其抗癌功效呈现剂量、时间依赖效应。通过MTT和LDH检测，山楂果皮多酚、果肉多酚对人乳腺癌MCF-7细胞具有明显生长抑制作用，其对MCF-7细胞的半数致死剂量分别为88.6μg/mL和175.5μg/mL。

参考文献

［1］赵振华，张强，季冬青，等.山楂药理作用的研究进展［J］.报刊荟萃，2017（2）：118.

［2］于蓓蓓，闫雪生，孙丹丹.山楂药理作用及其机制研究进展［J］.中南药学，2015（7）：745-748.

［3］董贺，张太平，李俊，等.山楂中谷甾醇抑制肿瘤细胞的研究［J］.中国生化药物杂志，2009，30（4）：270-272.

［4］李婷.山楂果皮、果肉多酚抑制MCF-7细胞的活性及促进NO_2^-还原释放NO的作用［D］.咸阳：陕西师范大学，2014.

桃 仁

【来源】

桃仁为蔷薇科植物桃或山桃的干燥成熟种子。果实成熟后收集果核，除去果肉及果壳，取出种子，晒干。

【性味归经】

味苦、甘，性平。归心、肝、大肠经。

【功能】

活血祛瘀，润肠通便。

【现代研究】

桃仁已经分得脂肪酸、蛋白质、甾醇及其糖苷类、黄酮类、酚酸类等化合物。桃仁蛋白可通过调节免疫系统发挥抗肿瘤作用，其与诱导肿瘤细胞凋亡，调节 IL-2、IL-4 分泌及刺激肿瘤坏死因子（TNF-α）的作用相关。早期国外体外实验研究表明，桃仁中苦杏仁苷对前列腺癌、结肠癌及人早幼粒细胞白血病等均有一定程度的抑制作用，其乙醇提取物对参与黑色素瘤细胞生成的酪氨酸酶蛋白的成熟、稳定及运输有明显促进作用。桃仁乙醇提取物可减轻 S180 肉瘤小鼠肿瘤的质量，增加胸腺指数，提高 SOD 活性，降低 MDA 含量；大剂量（2.8g/kg）桃仁乙醇提取物可提高脾脏指数和体质量。

参考文献

［1］王仁芳，范令刚，高文远，等.桃仁化学成分与药理活性研究进展［J］.现代药物与临床，2010（6）：31-34.

［2］林小明.桃仁化学成分和药理作用研究进展［J］.蛇志，2007，19（2）：130-132.

［3］赵永见，牛凯，唐德志，等.桃仁药理作用研究近况［J］.辽宁中医杂志，2015，42（4）：888-890.

［4］吴英花，张红英.桃仁乙醇提取物对小鼠移植性S180肿瘤的抑制作用［J］.延边大学医学学报，2015，38（4）：283-285.

苏　木

【来源】

苏木为豆科植物苏木的干燥心材。多于秋季采伐，除去白色边材，取心材，干燥。

【性味归经】

味甘、咸，性平。归心、肝、脾经。

【临床应用】

对肺癌、膀胱癌、肝癌、乳腺癌、卵巢癌等癌症有抑制作用。

【功能】

行血祛瘀，消肿止痛。

【现代研究】

苏木的化学成分主要为高异黄酮类、色原酮类、苏木素类、原苏木素类及二苯类。研究发现，通常作为染料的苏木精对肝癌也具有抑制作用。苏木可抑制肺癌细胞PG的增殖，并减少Cyclin D1、CDK4蛋白的表达，与顺铂联合后效果更好。苏木乙酸乙酯提取物可对肺肿瘤中 TGF-β 的表达产生抑制作用，最终抑制肺肿瘤的生长转移，与针刺小鼠双侧肺俞穴配合，疗效更好。苏木中的原苏木素 B 可杀伤体外膀胱癌细胞 BTT 及 T24，且杀伤作用呈现时间依赖性。对小鼠皮下接种 H22 腹水瘤细胞，发现苏木醇提取物可抑制 H22 移植瘤生长，促进瘤体细胞凋亡，降低瘤体细胞 Bcl-2/Bax 比值；其机制与调控凋亡相关蛋白 Bcl-2、Bax 的表达从而诱导肿瘤细胞凋亡有关。

参考文献

［1］周贤珍，周毅生.苏木的研究进展［J］.广东药科大学学报，2017，33（1）：136-139.

［2］张蕻，田峰，任连生，等.苏木精对移植性小鼠肝癌 H22 的抑制作用［J］.中国药物与临床，2006（4）：294-295.

［3］郭秀伟，张培彤.苏木含药血清联合顺铂对肺癌 PG 细胞的增殖抑制及 Cyclin D1、CDK4 蛋白表达的影响［J］.辽宁中医杂志，2016，43（5）：1082-1085.

［4］客蕊，华东，孟涛，等.苏木乙酸乙酯提取物结合针刺对 Lewis 肺癌小鼠 TGF-β［J］.世界最新医学信息文摘，2015，15（4）：66-67.

［5］杨喜花，任连生，赵莉莉，等.原苏木素 B 对膀胱癌细胞 BTT 和 T24 的增殖抑制作用［J］.中国药物与临床，2015，15（7）：937-938.

［6］彭新.苏木提取物的免疫抑制及抗肿瘤作用机制研究［D］.北京：北京中医药大学，2009.

益母草

【来源】

益母草为唇形科植物益母草的干燥地上部分。夏季茎叶茂盛、花未开或初开时采割，晒干，或切段晒干。

【性味归经】

味辛、苦，性微寒。入心、肝经。

【功能】

活血调经，利尿。

【现代研究】

目前从益母草中已分离得到120余个化合物，包括生物碱、二萜、黄酮、苯乙醇苷、苯丙素、香豆素、三萜、有机酸、挥发油等成分。益母草水苏碱在体外对人前列腺癌细胞系具有一定的细胞毒作用，能显著地减少肿瘤细胞表面趋化因子受体 CXCR3 和 CXCR4 的表达。

参考文献

［1］乔晶晶，吴啟南，薛敏，等.益母草化学成分与药理作用研究进展［J］.中草药，2018，49（23）：5691-5704.

［2］Permender, Rathee, Dharmender, et al. In vitro an-ticancer activity of stachydrine isolated from Capparis decidua on prostate cancer cell lines［J］. Natural Product Research, 2012, 26（16）：1737-1740.

麝　香

【来源】

麝香为鹿科动物林麝、马麝或原麝雄体香囊中的干燥分泌物。

【性味归经】

味辛，性温。归心、脾经。

【功能】

开窍醒神，活血通经，消肿止痛。

【现代研究】

麝香对人胃癌细胞株裸鼠移植瘤 VEGF、Bcl-2、Bax 的表达及瘤体的影响研究发现，麝香对胃癌裸鼠异位移植瘤具有抑制肿瘤生长的效果，可以减缓癌细胞的进一步增殖和分化，麝香抑瘤机制可能与下调肿瘤组织血管内皮生长因子及 Bcl-2 表达活性、上调 Bax 表达活性相关。

参考文献

王宏斌.麝香对人胃癌细胞株裸鼠移植瘤 VEGF、Bcl-2、Bax 及瘤体的影响［D］.西宁：青海大学，2017.

木　香

【来源】

木香为菊科植物的干燥根。秋、冬两季采挖，除去泥沙及须根，切段，大的再纵剖成瓣，干燥后撞去粗皮。

【性味归经】

味辛、苦，性温。归脾、胃、大肠、胆经。

【功能】

行气止痛，健脾消食。

【现代研究】

木香主要有效成分为倍半萜内酯和三萜类。用不同浓度的木香烃内酯（Cos）作用于胆囊癌细胞，采用 CCK-8、克隆形成、流式细胞术、Transwell、Western blot 试验检测，木香烃内酯可在体外抑制胆囊癌细胞增殖，诱导细胞凋亡，阻滞细胞周期，并可抑制细胞迁移。药理研究发现木香烃内酯主要通过影响肿瘤细胞的细胞周期、诱导细胞凋亡、抑制肿瘤血管生成、抑制端粒酶活性而抗肿瘤。

参考文献

［1］吕荣菊，吴清儒，石梦瑶，等.木香药理作用研究进展［J］.医药卫生（文摘版），2017（4）：133.

［2］张晓宇，翟天宇，黑振宇，等.木香烃内酯对胆囊癌的抗肿瘤活性及其机制［J］.中华肝脏外科手术学，2020，9（4）：389-394.

［3］潘阳，王小静，潘娟，等.木香烃内酯的药理作用及构效关系研究进展［J］.中南药学，2013，11（2）：108-112.

川　芎

【来源】

川芎为伞形科植物川芎的干燥根茎。夏季当茎上的节盘显著突出，并略带紫色时采挖，除去泥沙，晒后烘干，再撞去须根。

【性味归经】

味辛，性温。归肝、胆、心包经。

【功能】

活血行气，祛风止痛。

【现代研究】

川芎含有挥发油（以苯酞及其二聚体类成分为主）、生物碱、有机酸及多糖等成分。川芎防治恶性肿瘤转移的作用机制主要为抑制肿瘤细胞增殖、诱导肿瘤细胞凋亡，抑制癌基因的表达，改善血液高凝状态，抗肿瘤血管生成，改善乏氧微环境，影响肿瘤细胞侵袭、迁移及黏附能力，增强免疫监视和免疫调控，化疗药物增效减毒。应用川芎嗪腹腔注射干预 Lewis 肺癌荷瘤小鼠，14 天后观察到川芎嗪可以抑制肿瘤生长，改善小鼠生存状况，其作用机制通过促进 Arresten 表达，抑制整合素 $\alpha-1$、$\beta-1$ 及 VEGF 表达抑制肿瘤血管生成，从而使得肿瘤细胞因缺少血液供应而坏死和凋亡。

参考文献

［1］金玉青，洪远林，李建蕊，等.川芎的化学成分及药

理作用研究进展［J］.中药与临床，2013（3）：44-48.

　　［2］尹莉.川芎药理作用的研究进展［J］.工企医刊，2005，18（1）：70-72.

　　［3］迟笑怡，周天，胡凯文.川芎对恶性肿瘤侵袭与转移影响研究进展［J］.中医学报，2019，34（3）：495-500.

　　［4］朱亚芳，张志华，张志林，等.川芎嗪联合顺铂对Lewis肺癌中Arresten和整合素α-1、β-1及VEGF表达的影响［J］.医药导报，2016，35（6）：583-587.

芍　药

【来源】

芍药为毛茛科植物芍药的干燥根。夏、秋两季采挖，洗净，除去头尾及细根，置沸水中煮后除去外皮或去皮后再煮，晒干。

【性味归经】

味苦、酸，性微寒。归肝、脾经。

【功能】

平肝止痛，养血调经，敛阴止汗。

【现代研究】

芍药含有芍药苷、芍药内酯苷、没食子酸乙酯、芍药醇、氧化芍药苷、芍药吉酮、芍药新苷、芍药内酯A等成分。近年来研究发现，芍药对肿瘤具有抑制作用，表现为抗增殖活性，与多酚化合物的存在相关。研究白芍提取物对人早幼粒细胞白血病细胞株HL-60的抗增殖作用，结果发现白芍提取物引起DNA片段化及多聚腺苷二磷酸核糖聚合酶裂解，通过内在凋亡途径剂量依赖性地诱导 HL-60 细胞凋亡。还有研究发现，芍药总苷能够抑制慢性粒细胞白血病 K562 细胞的生长，阻滞于 G0/G1 期；并抑制 K562 细胞质中细胞色素 C、胱天蛋白酶 9 和胱天蛋白酶 3 积累，引发细胞凋亡。有研究表明，芍药苷可调节胃癌细胞 SGC7901 对长春新碱的多药耐药性，这种作用至少部分与目的基因多药耐药基因 1、Bal-xL 和 Bal-2 的下调有关。

参考文献

［1］王薇. 赤芍化学成分和药理作用的研究进展［J］. 黑龙江科技信息，2015（17）：117.

［2］金英善，陈曼丽，陶俊. 芍药化学成分和药理作用研究进展［J］. 中国药理学与毒理学杂志，2013，27（4）：745-750.

［3］Madlener S，Illmer C，Horvath Z，et al. Gallic acid inhibits ribonucleotide reductase and cyclooxygenases in human HL-60 promyelocytic leukemia cells［J］. Cancer Letters，2007，245（1-2）：156-162.

［4］KWON Kang Beom，KIM Eun Kyung，HAN Mi Jeong，et al. Induction of Apoptosis by Radix Paeoniae Alba Extract through Cytochrome c Release and the Activations of Caspase-9 and Caspase-3 in HL-60 Cells（Molecular and Cell Biology）［J］. Biological & pharmaceutical bulletin，2006，29（6）：1082-1086.

［5］Xu H Y，Chen Z W，Wu Y M. Antitumor activity of

total paeony glycoside against human chronic myelocytic leukemia
K562 cell lines in vitro and in vivo [J]. Medical Oncology,
2012, 29 (2): 1137-1147.

[6] Liu, Ping. Paeoniflorin modulates multidrug resistance
of a human gastric cancer cell line via the inhibition of NF-κB ac-
tivation [J]. Molecular Medicine Reports, 2011, 5 (2): 351-
356.

延胡索

【来源】

延胡索为罂粟科植物延胡索的干燥块茎。夏初茎叶枯萎时
采挖，除去须根，洗净，置沸水中煮至无白心时，取出，干燥。

【性味归经】

味辛、苦，性温。归肝、脾经。

【功能】

活血，利气，止痛。

【现代研究】

延胡索含有多类化学成分，主要是叔胺类和季胺类生物碱，
还含有大量非生物碱类成分。有学者采用 MTT 法研究延胡索
生物碱对肝癌细胞 SMMC-7721 体外活性的抑制作用。实验结
果表明，延胡索生物碱对其增殖有一定抑制作用，其中脂溶性
非酚性成分的抑制性最强，且抑制性与延胡索生物碱浓度成正
比。有学者证实，延胡索生物碱抑制肿瘤细胞的增殖，其作用

机制可能与调控 mRNA 表达，小檗碱等诱导肿瘤细胞凋亡、抗血管生成有关。元胡多糖 YhPS-1 能抑制小鼠体内 Lewis 肺癌和 S180 细胞瘤的生长。延胡索提取物 2- 去氢海罂粟碱可抑制 P- 糖蛋白和多药耐药相关蛋白 1 的表达，降低癌细胞的多药耐药性，提高对癌细胞的化疗效能。延胡索乙素在体外可抑制恶性胶质瘤细胞 U251MG 的增殖，促进凋亡；在体内显著抑制恶性胶质瘤组织增长，延长荷瘤小鼠生存时间。

参考文献

［1］何晓凤，张晶，张梅 . 延胡索化学成分、药理活性及毒副作用研究进展［J］. 上海中医药杂志，2017，51（11）：97-100.

［2］吕清文，丛雅勤 . 延胡索药理作用及临床应用浅议［J］. 内蒙古中医药，2005，24（1）：26.

［3］桑晓媛，张磊，刘立，等 . 延胡索生物碱的提取及其抗肝肿瘤活性研究［J］. 浙江理工大学学报，2009，26（5）：754-756.

［4］尚坤，李敬文，常美月，等 . 延胡索药理作用研究［J］. 吉林中医药，2019，39（1）：108-110.

［5］Yi‐Wen Tao, Geng‐Yuan Tian. Studies on the Physicochemical Properties, Structure and Antitumor Activity of Polysaccharide YhPS-1 from the Root of Cordalis yanhusuo Wang［J］. Chinese Journal of Chemistry, 2006, 24（2）：235-239.

［6］Lei Y, Tan J, Wink M, et al. An isoquinoline alkaloid

from the Chinese herbal plant Corydalis yanhusuo W.T. Wang inhibits P-glycoprotein and multidrug resistance-associate protein 1［J］. Food Chemistry，2013，136（3-4）：1117-1121.

［7］赵娇.模拟微重力及延胡索乙素对恶性胶质瘤细胞U251MG凋亡的影响及机制研究［D］.西安：中国人民解放军空军大学，2015.

马鞭草

【来源】

马鞭草为马鞭草科植物马鞭草的干燥地上部分。6 ～ 8 月花开时采割，除去杂质，晒干。

【性味归经】

味苦，性凉。归肝、脾经。

【功能】

活血散瘀，截疟，解毒，利水消肿。

【现代研究】

研究发现马鞭草的醇提取物和水提取物在体内均有一定抑瘤作用；后又观察到马鞭草的水提取物在体内可抑制小鼠肝癌细胞 H22 的生长。另有研究发现马鞭草水提取物与顺铂联合应用具有协同抑瘤作用。通过体外和体内实验证实马鞭草醇提液在小剂量时能够显著增加紫杉醇的抗肿瘤活性。

参考文献

［1］杨海光，方莲花，杜冠华.马鞭草药理作用及临床应用研究进展［J］.中国药学杂志，2013，48（12）：949-952.

［2］陈兴丽，孟岩，张兰桐.马鞭草化学成分和药理作用的研究进展［J］.河北医药，2010，32（15）：2089-2091.

［3］曹志然，戎瑞雪，王蓓，等.马鞭草提取物对荷瘤小鼠抑瘤作用的实验研究［J］.河北职工医学院学报，2008（2）：8-9，11.

［4］曹志然，戎瑞雪，王蓓，等.马鞭草水提取物对荷瘤小鼠抑瘤作用的实验研究［J］.医学研究与教育，2009，26（5）：1-2+7.

［5］李小龙，曹志然.马鞭草对肝癌小鼠抑瘤作用及IL-2生物活性的影响［J］.河北医药，2011，33（2）：234-235.

［6］徐华娥，袁红宇，欧宁.马鞭草醇提液小剂量时能显著增加紫杉醇的抗肿瘤活性［J］.南京医科大学学报（自然科学版），2008（10）：1275-1278.

血　竭

【来源】

血竭为棕榈科植物麒麟血竭的树脂。采收麒麟血竭成熟果实，充分晒干，加贝壳入笼中强力振摇，松脆的红色树脂即脱落，筛去果实、鳞片等杂质，用布包起树脂，入热水中使软化成团，取出放冷，即成原装血竭。在原装血竭中掺入达玛树脂等辅料再经加工，用布袋包扎成类圆四方形（直径 6～8cm，厚约 4cm，重 250～280g），在其底部印贴商标，即成各种牌号的加工血竭商品，现多按质量高低将其分为加工血竭一等品和二等品。

【性味归经】

味甘、咸，性平。归心、肝经。

【功能】

化瘀止痛，止血，敛疮生肌。

【现代研究】

血竭主要成分为血竭素，而龙血竭中主要成分为龙血素 A、龙血素 B 等。龙血竭中双黄酮化合物 HIS-4 能够抑制人肝癌 Hep G2 和 SK–HEP–1 细胞的增殖，诱导其凋亡，并能抑制 Hep G2 和 SK–HEP–1 细胞的迁移和侵袭。此外，HIS-4 还能有效抑制血管生成。从作用机制上来说，HIS-4 发挥抗肝癌活性可能与 MAPK 信号通路上调和 mTOR 信号通路下调有关。因此，HIS-4 可能是治疗肝癌的先导结构或候选药物。

【注意事项】

无瘀血者慎服。

参考文献

［1］张丽，王绪平，黄孝闻，等.血竭及龙血竭化学成分、药理作用研究进展［J］.中国现代应用药学，2019，36（20）：2605–2611.

［2］孙晶，庞道然，郑姣，等.龙血竭的药理、临床及

质量控制研究进展［J］.中国医院用药评价与分析, 2017, 17
（11）: 1445-1447.

［3］赵亚楠, 杨爱琳, 庞道然, 等.龙血竭中双黄酮化合
物 HIS-4 对人肝癌 Hep G2 和 SK-HEP-1 细胞的抗肿瘤作用研
究［J］.中国中药杂志, 2019, 44（7）: 1442-1449.

第六章　化痰祛湿类

湿与痰同为津液代谢失常的产物，痰为湿之渐，湿邪停聚则为饮为痰，痰"无处不到"，肿瘤的发生及发展与痰湿停滞，阻滞经络有关。痰湿既为病理产物，又为继发性致病因素，痰凝湿聚成核成块，如许多无名肿块，不痛不痒，经久不消，逐渐增大增多，多系痰核所致，治宜化痰散结。化痰祛湿法为肿瘤的常用治法之一，根据证之夹杂轻重，又常与理气、清热、软坚、通络、健脾、利水等法相合而用。有资料表明脑、肺、肝、胃肠、乳腺、子宫等脏器产生的恶性肿瘤，临床运用化痰散结药物治疗有明显疗效。

石菖蒲

【来源】

石菖蒲为天南星科植物石菖蒲的干燥根茎。秋、冬两季采挖，除去须根及泥沙，晒干。

【性味归经】

味辛、苦，性温。归心、胃经。

【功能】

化湿开胃，开窍豁痰，和中辟浊，醒神益智。

【现代研究】

石菖蒲中含有多种化学成分，包括挥发油类、黄酮类、醌类、生物碱类、三萜皂苷类、苯丙素类、有机酸类、氨基酸类及糖类等，其中挥发油类成分具有抗肿瘤作用，其主要作用机制是诱导 p53 野生型细胞凋亡，介导 AMPK/mTOR 途径诱导自噬，抗神经胶质瘤细胞增殖。石菖蒲挥发油中 α-细辛醚能通过上调细胞色素 C（cytC）、Bax 凋亡蛋白表达，诱导食管癌 Eca-109 细胞凋亡。从石菖蒲根茎中分离出来的混合去甲木脂素衍生物等多种小分子，对多种肿瘤细胞的增殖均有抑制作用。β-细辛醚可以增强抗肿瘤药长春新碱对人结肠腺癌细胞 Caco-2 的杀伤作用，其作用与降低 P-糖蛋白表达和活性有关，这说明 β-细辛醚可以逆转 P-糖蛋白介导的肿瘤多药耐药性，从而增加抗肿瘤药物的胞内蓄积。β-细辛醚能够抑制 SGC-7901、BGC-823、MKN-28 等不同胃癌细胞株的增殖，还能提高基质金属蛋白酶（MMP）抑制剂 RECK 蛋白的表达，并降低 MMP-2、MMP-9、MMP-14 和神经钙黏蛋白的表达，从而阻止肿瘤细胞的侵袭、转移和黏附。

参考文献

［1］郭美彤，赵佳奇，韩诚，等.石菖蒲药效物质基础和作用机制研究进展［J］.中药药理与临床，2019，35（2）：179-184.

［2］李海峰，石若娜，韩文静，等.石菖蒲药理作用及其机制的研究进展［J］.时珍国医国药，2016，27（11）：2728-2730.

［3］张妍，韩倩倩，朱艳琴.α-细辛醚诱导的Eca-109细胞中cytC、bax的表达［J］.郑州大学学报（医学版），2017（3）：251-254.

［4］Yu，De-Quan，Ni，et al. Cytotoxic Lignans and Sesquiterpenoids from the Rhizomes of Acorus tatarinowii［J］. Planta Medica Natural Products & Medicinal Plant Research，2016，82（7）：632-638.

［5］Meng X，Liao S，Wang X，et al. Reversing P-glycoprotein-mediated multidrug resistance in vitro by α-asarone and β-asarone，bioactive cis-trans isomers from Acorus tatarinowii［J］. Biotechnology Letters，2014，36（4）：685.

［6］Wu J，Zhang X X，Sun Q M，et al. β-asarone inhibits gastric cancer cell proliferation［J］. Oncology Reports，2015，34（6）：3043-3050.

车前子

【来源】

车前子为车前科植物车前或平车前的干燥成熟种子。夏、秋两季种子成熟时采收果穗，晒干，搓出种子，除去杂质。

【性味归经】

味甘，性微寒。归肾、肝、肺、小肠经。

【现代研究】

车前子中含有多种化学成分，包括苯乙醇苷、环烯醚萜类、挥发油类、黄酮类及多糖类等。研究表明车前子提取物对艾氏癌及肉瘤 180 有一定抑制作用，车前子中毛蕊花苷或异毛蕊花苷单独使用均可明显抑制 BM-DCs 增殖。大粒车前子提取物对艾氏腹水瘤有抑制作用，并呈剂量依赖性。卵叶车前子中不饱和脂肪酸和经粪便发酵的车前子种壳均可介导结直肠癌细胞的凋亡，大叶车前提取物通过抑制表皮生长因子受体激酶而抑制肿瘤细胞转化。车前子多糖（PSP）是由木糖、阿拉伯糖、鼠李糖、半乳糖、葡萄糖和半乳糖醛酸等组成的杂多糖，该多糖是一种部分发酵性膳食纤维，具有整肠通便、调节血糖、降低血脂、抗氧化及防治动脉粥样硬化等作用，同时具有抗肿瘤作用。PSP 有一定的抑制体内瘤重的作用，并可明显增加脾及胸腺指数，降低 H22 实体瘤小鼠血清中 MDA 含量，提高 SOD 和 TNF-α 含量。PSP 可显著提高免疫力低下小鼠的吞噬指数，而对正常小鼠吞噬指数无影响。以 H22 肝癌移植瘤小鼠为模型，发现 PSP 可显著增加 CTX 诱导的免疫力低下小鼠的吞噬指数；促进 Con A 及 LPS 诱导的 T、B 淋巴细胞的增殖作用。

参考文献

［1］谢明，杨爽爽，王亮亮，等 . 中药车前子的研究进展［J］. 黑龙江医药，2015，28（3）：474-476.

［2］王劭华 . 罗光明 . 曾金祥，等 . 中药车前子的化学成分及药理学研究进展［J］. 亚太传统医药，2008，4（9）：133-135.

［3］王芳，王敏 . 车前子的新药理作用及机制的研究进展［J］. 医学综述，2013，19（19）：3562-3564.

［4］冯娜 . 车前子多糖的抗炎和抗肿瘤作用研究［D］. 石家庄：河北医科大学，2012.

［5］冯娜，王素敏.车前子多糖抗肿瘤作用的实验研究［J］.天津药学，2018，30（6）：1-4.

木 瓜

【来源】

木瓜为蔷薇科植物贴梗海棠的干燥近成熟果实。夏、秋两季果实绿黄色时采收，置沸水中烫至外皮灰白色，对半纵剖，晒干。

【性味归经】

味酸，性温。归肝、脾经。

【功能】

舒筋活络，和胃化湿。

【现代研究】

木瓜中含有多种化学成分，包括三萜类、苯丙素类、黄酮类、有机酸类、氨基酸、油脂类、甾类等。目前国内外文献对光皮木瓜的化学成分研究主要集中在果实。研究发现木瓜总三萜（25mg/L、50mg/L 和 100mg/L）能抑制 PI3K/Akt 信号通路，抑制胃癌细胞 HGG-27 增殖，诱导凋亡。宣木瓜中齐墩果酸和熊果酸可延缓或降低小鼠乳头状瘤的发生率，桦木酸能显著抑制人黑色素瘤细胞 A375 及小鼠黑色素瘤细胞 B16 生长。木瓜总黄酮（10μg/L、30μg/L、100μg/L、300μg/L、1000μg/L 和 3000μg/L）可剂量依赖性抑制程序性死亡因子 -1（PD-1）及其配体 PD-L1（ligand 1 of programmed death-1）的结合，降低肿瘤细胞表面 PD-L1 的表达，促进机体对肿瘤的免疫应答，抑制肿瘤生长。体外研究发现，光皮木瓜 30% 甲醇部分通过激活胱门蛋白酶、分裂多聚 ADP 核糖聚合酶，上调 Bad 受体和 X- 连锁凋亡抑制蛋白（XIAP），下调 Bcl-2，从而抑制 Hep G2 细胞增殖和细胞凋亡。

参考文献

［1］邹妍，鄢海燕．中药木瓜的化学成分和药理活性研究进展［J］．国际药学研究杂志，2019，46（7）：507-515.

［2］尹震花，赵晨，张娟娟，等．光皮木瓜的化学成分及药理活性研究进展［J］．中国实验方剂学杂志，2017，23（9）：221-229.

［3］李小妹，冯旻璐，张媛媛，等．木瓜总三萜诱导人胃癌细胞 HGG-27 凋亡的作用及机制研究［J］．中药材，2019，42（3）：662-666.

［4］刘爱华，田慧群，覃晓琳，等．木瓜总黄酮抗肿瘤活性研究［J］．中国药房，2014，25（7）：599-601.

［5］Chun, J.M., Korea Institute of Oriental Medicine, Daejeon, Republic of Korea. A Methanol Fraction from Chaenomeles sinensis Inhibits Hepatocellular Carcinoma Growth in vitro and in vivo［J］. Journal of the Korean Society for Applied Biological Chemistry, 2012, 55（3）: 335-341.

佩 兰

【来源】

佩兰为菊科植物佩兰的干燥地上部分。夏、秋两季分两次采割，除去杂质，晒干。

【性味归经】

味辛，性平。归脾、胃、肺经。

【功能】

芳香化湿，醒脾开胃，发表解暑。

【现代研究】

佩兰中含有多种化学成分，包括挥发油类、黄酮类、生物碱类等。佩兰挥发油中的脑苷脂类、蒲公英甾醇、蒲公英甾醇乙酸酯等能抑制肿瘤细胞转移，调控细胞生长从而抗肿瘤。佩兰中的双稠吡咯啶类总生物碱在（103±9.8）μg/mL 浓度下，对体外培养的 HeLa 细胞具有 50% 抑制率，能够显著杀伤 HeLa 细胞。腹腔注射佩兰总生物碱 50mg/（kg·d）连续 7 天，可以显著延长腹水型 S180 肉瘤小鼠的生存期限，在与环磷酰胺合用时，具有明显的协同作用。

参考文献

［1］吕文纲，王鹏程.佩兰化学成分、药理作用及临床应用研究进展［J］.中国中医药科技，2015，22（3）：349-350.

［2］吴文理，王秋玲.佩兰的应用及研究进展［J］.海峡药学，2019，31（6）：28-30.

［3］李美丽，赵香兰.日本佩兰生物总碱抗癌活性的研究［J］.癌症，1993，22（3）：203 - 206.

贝　母

【来源】

川贝母为百合科植物川贝母、暗紫贝母、甘肃贝母或梭砂贝母的干燥鳞茎。前三者按性状不同分别习称松贝和青贝，后者习称炉贝。夏、秋两季采挖，或于积雪融化时采挖，除去泥土、粗皮及须根，晒干或低温干燥。

【性味归经】

味苦、甘，性微寒。归肺、心经。

【功能】

清热润肺，化痰止咳。

【现代研究】

贝母中含有多种化学成分，包括生物碱类、多糖类、挥发油类、氨基酸类等。川贝母中总生物碱能通过激活 Caspase-3 诱导肿瘤细胞凋亡，具有明显抗肿瘤活性。伊贝母中 Pallidiflosiedes D、Polygonatoside B3、Polyphyllin V 和 Deltonin 均对人 C6 脑胶质瘤细胞和 HeLa 宫颈癌细胞系细胞显示细胞毒性。有研究发现，贝母素乙具有一定的抗癌作用，其作用机制是引起细胞周期阻滞，导致口腔黏膜上皮细胞凋亡。

参考文献

［1］沈莹，孙海峰.平贝母化学成分及药理作用研究进展

[J].化学工程师，2018，32（6）：62-66.

[2]刘樊，周宜.四种基源的川贝母对非小细胞肺癌A549细胞的抑制作用[J].四川中医，2011，29（8）：49-51.

[3]赵婉，姜海，王知斌，等.贝母属植物的药理作用概述[J].上海中医药杂志，2018，52（11）：97-100.

独 活

【来源】

独活为伞形科植物重齿毛当归的干燥根。春初苗刚发芽或秋末茎叶枯萎时采挖，除去须根及泥沙，烘至半干，堆置2～3天，发软后再烘至全干。

【性味归经】

味辛、苦，性微温。归肾、膀胱经。

【功能】

祛风除湿，通痹止痛，解表。

【现代研究】

独活中含有多种化学成分，包括香豆素类、挥发油类、有机酸类等。独活醇提取物中的蛇床子素（3.75～120μg/mL）对5种肿瘤细胞（人胃癌细胞株MKN-45、BGC-823、人肺腺癌细胞株A549、人乳腺癌细胞株MCF-7及人结肠癌细胞株LOVO）均具明显抑制，且呈剂量-效应关系，蛇床子素对5种肿瘤细胞的抑制作用明显强于独活乙醇提物，说明蛇床子素有可能是独活醇提物抗肿瘤作用的主要成分。此外还能抑制HEK293 EGFR细胞增殖及EGFR表达。独活中的欧前胡素则通过死亡受体和线粒体介导途径诱导 Hep G2 细胞凋亡而发挥抗肿瘤作用。

参考文献

［1］周璐丽，曾建国.独活化学成分及药理活性研究进展［J］.中国现代中药，2019，21（12）：1739–1748.

［2］林黎，钱晓萍，刘宝瑞，等.独活醇提物及其单体蛇床子素体外抗肿瘤活性的实验研究［J］.现代肿瘤医学，2013，21（9）：1930–1932.

［3］Luo K W，Sun J G，Chan Y W，et al. Anticancer Effects of Imperatorin Isolated from Angelica dahurica：Induction of Apoptosis in Hep G2 Cells through both Death-Receptor- and Mitochondria-Mediated Pathways［J］. Chemotherapy，2011，57（6）：449-459.

防　己

【来源】

防己为防己科植物粉防己的干燥根。秋季采挖，洗净，除去粗皮，晒至半干，切段，个大者再纵切，干燥。

【性味归经】

味苦，性寒。归膀胱、肺经。

【功能】

利水消肿，祛风止痛。

【现代研究】

防己中含双苄基异喹啉、原小檗碱、阿朴菲、吗啡和莲花烷生物碱类、黄酮类、蒽醌类等成分。防己中的生物碱具明显抗癌活性，作用机制与阻断 NF-κB 通路，抑制人结肠癌 HCT116 细胞增殖，诱导肿瘤细胞的凋亡等有关，还可抑制肺腺癌 GLC-82 和人髓早幼细胞白血病 HL60 肿瘤细胞株增殖。防己中的粉防己碱对于人肝癌 7402 细胞、人乳腺癌 MCF-7 细胞、人宫颈癌 HeLa 细胞及人胃癌 BGC-823 细胞等多种肿瘤细胞均具有明显的抑制增殖和诱导凋亡作用，且其抑制率、凋亡率与时间、浓度呈正相关。粉防己碱能预防阿霉素诱导 MDR1 mRNA 和蛋白的表达，抑制 NF-κB DNA 和 P-gp 的活性，导致细胞内药物的保留和增加细胞对化疗药物联合治疗的恢复。防己诺林碱可以显著降低紫杉醇在 MDR1-MDCK Ⅱ 细胞上的外排作用，抑制 P-gp 介导的多药耐药，其抑制转运作用强于同浓度的盐酸维拉帕米。

参考文献

［1］魏江存，魏中璇，谢臻，等.防己科植物化学成分及其药理作用研究进展［J］.湖北农业科学，2019，58（20）：5-8，20.

［2］王蓉，马腾茂，刘飞，等.防己的药理作用及临床应用研究进展［J］.中国中药杂志，2017，42（4）：634-639.

［3］ALI M B，HOWARD S，CHEN S，et al. Berry skin development in Norton grape：Distinct patterns of transcriptional regulation and flavonoid biosynthesis［J］.BMC Plant biology，2011，11（1）：2-23.

［4］裴晓华，樊英怡. 粉防己碱对人乳腺癌细胞 MCF-7 细胞株的作用［J］.河南中医学院学报，2007（5）：12-15.

［5］Shen H，Xu W，Chen Q，et al. Tetrandrine prevents acquired drug resistance of K562 cells through inhibition of mdr1 gene transcription［J］. Journal of Cancer Research & Clinical Oncology，2010，136（5）：659-665.

［6］何丽，杨俊毅，胡丽娜.防己诺林碱调控紫杉醇在 MDR1-MDCK Ⅱ细胞模型中的跨膜转运研究［J］.中国中药杂志，2010，35（11）：1478-1481.

茯 苓

【来源】

茯苓为多孔科真菌茯苓的干燥菌核。多于 7～9 月采挖，挖出后除去泥沙，堆置"发汗"后，摊开晾至表面干燥，再"发汗"，反复数次至出现皱纹，内部水分大部散失后，阴干，称为"茯苓个"；或将鲜茯苓按不同部位切制，阴干，分别称为"茯苓皮"及"茯苓块"。

【性味归经】

味甘、淡，性平。归心、肺、脾、肾经。

【功能】

利水渗湿，健脾宁心。

【临床应用】

常用于白血病、胃癌、结肠癌、乳腺癌、膀胱癌、肺癌、肉瘤、肝癌等的治疗。

【现代研究】

研究表明茯苓中含多糖类、三萜类、甾醇类等成分。采用酶解法从茯苓多糖中获得水溶性多糖 WSP、WSP-1 和 WSP-2，研究发现 WSP、WSP-1 和 WSP-2 在体内外都能对肉瘤 S180 表现出抗增殖效应，且效果优于对照组羧甲基茯苓多糖。有研究发现，茯苓多糖中水溶性多糖 WSP、WSP-1 和 WSP-2 可抗肉瘤能通过下调 MMP-9 表达，阻止上游信号 IkB 激酶 IKK 的磷酸化，实现 P65 核移位减少，抑制乳腺癌细胞的侵袭。茯苓中的三萜类成分能诱导肿瘤细胞 G2/M 期阻滞和细胞凋亡，诱导活性氧（ROS）产生，抗 NCI-H23 和 NCI-H460 肺癌细胞增殖。研究发现引入羧甲基和硫酸基团的 CS-PCS3-Ⅱ在 0.15 mol/L NaCl 溶液中作为扩展柔性链存在，与 PCS3-Ⅱ相比，在 Bal b/c 小鼠体内表现出更强的抗肿瘤作用。

参考文献

［1］张年，李兆星，李娟，等.茯苓的化学成分与生物活性研究进展［J］.世界科学技术－中医药现代化,2019,21（2）:220-233.

［2］He S, Zhang Q L, Xiao F J, et al. Reversal of multidrug resistance of KBV200 cells by triterpenoids isolated from Poria cocoS. Planta Medica, 2012, 78（5）: 428-433.

［3］Bian C, Xie N, Chen F. Preparation of bioactive water-soluble pachyman hydrolyzed from sclerotial polysaccharides of Poria cocos by hydrolase［J］. Polymer Journal, 2010, 42（3）: 256-260.

［4］Xiaoyu Chen. Immunopotentiation and anti-tumor activity of carboxymethylated-sulfated β-（1→3）-d-glucan from Poria cocos［J］. International Immunopharmacology, 2010, 10（4）: 398-405.

猪　苓

【来源】

猪苓为多孔菌科真菌猪苓的干燥菌核。春、秋两季采挖，除去泥沙，干燥。

【性味归经】

味甘、淡，性平。归肾、膀胱经。

【功能】

利水渗湿。

【现代研究】

研究表明猪苓中含多糖类、甾体类、蛋白质、氨基酸类、维生素类及微量无机元素类等化学成分，其多糖类成分具明显抗肿瘤活性。猪苓多糖能协同卡介苗抑制大鼠膀胱癌，并降低卡介苗不良反应，同时促进大鼠腹腔巨噬细胞和膀胱上皮细胞 CD86、CD40、TLR4/CD14 表达。猪苓多糖主要经 TLR4 信号通路抑制相关基因表达、抑制 NF-κB p65 DNA 结合活性与胞核表达，从而抑制肿瘤生长，还可通过上调膀胱癌大鼠外周血的 CD_8^+、CD_3^+、CD_{28}^+ T 淋巴细胞水平，增强对抗原的免疫应答水平，促进机体免疫功能，发挥抗肿瘤作用。

参考文献

[1] 王天媛，张飞飞，任跃英，等．猪苓化学成分及药理作用研究进展[J]．上海中医药杂志，2017，51（4）：109-112.

[2] 江泽波，胡金萍，温晓文，等．猪苓多糖对巨噬细胞RAW264.7的双向免疫调节作用[J]．免疫学杂志，2014，30（12）：1033-1038.

瞿 麦

【来源】

瞿麦为石竹科植物瞿麦或石竹的干燥地上部分。夏、秋两季花果期采割，除去杂质，干燥。

【性味归经】

味苦，性寒。归心、小肠经。

【功能】

清热，利水，通淋，破血通经。

【现代研究】

瞿麦中的化学成分有黄酮和皂苷类，并含有少量生物碱、挥发油等。瞿麦提取物中肽类化合物对肝癌细胞株 Hep 3B 和 Hep G2、乳腺癌细胞株 MDA-MB-231 和 MCF-7、肺癌细胞株 A-549 均具抑制作用。瞿麦中山奈酚、槲皮素等黄酮成分对皮肤鳞癌细胞株 A431 和人皮肤黑色素瘤细胞株 SK-MEL-5、SK-MEL-28 的增殖均有抑制作用，还能有效地抑制 CPY-1A1 酶的表达，抑制人子宫内膜癌细胞增殖。

参考文献

［1］张照荣，周凤琴，李广莉，等.山东产中药瞿麦化学成分的比较与鉴别［J］.时珍国药研究，1998（3）：3-5.

［2］张方蕾.瞿麦抗肿瘤有效部位的活性组分筛选及其成分分析［D］.武汉：湖北中医药大学，2014.

白 芷

【来源】

白芷为伞形科植物白芷或杭白芷的干燥根。夏、秋间茎叶枯黄时采挖，除去残茎、须根及泥沙，晒干或低温干燥。

【性味归经】

味辛，性温。归胃、大肠、肺经。

【功能】

散风除湿，通窍止痛，消肿排脓。

【现代研究】

白芷主要含挥发油和香豆素类、生物碱类、多糖类、黄酮类等化学成分。现代药理学研究表明，白芷中的欧前胡素能下调 mTOR/p70S6K/4E-BP1 和 MAPK 途径，抑制 HIF-1α 蛋白合成，抑制肿瘤生长并阻断肿瘤血管生成，还能上调 p53 和 Caspase，诱导结肠癌细胞凋亡。此外白芷中欧前胡素、异欧前胡素对 MDA-MB-231 乳腺癌细胞增殖有明显抑制作用。与不同浓度的阿霉素单独组比较，不同浓度的阿霉素与欧前胡素、氧化前胡素和白当归脑合用对 MCF-7 和 MDA-MB-231 细胞增殖抑制作用更加明显，IC_{50} 显著降低，增敏倍数增加。

参考文献

［1］杨兰，李欠，冯彦梅，等.白芷的研究与应用现状
［J］.中兽医医药杂志，2020，39（1）：24-28.

［2］王蕊，刘军，杨大宇，等.白芷化学成分与药理作用
研究进展［J］.中医药信息，2020，37（2）：123-128.

［3］董伟，汤喜兰，赵国巍，等.白芷香豆素类化合物对
乳腺癌细胞的化疗增敏作用研究［J］.中国临床药理学与治疗
学，2019，24（2）：140-146.

桔　梗

【来源】

桔梗为桔梗科植物桔梗的干燥根。春、秋两季采挖，洗净，
除去须根，趁鲜剥去外皮或不去外皮，干燥。

【性味归经】

味苦、辛，性平。归肺经。

【功能】

宣肺利咽，祛痰排脓。

【现代研究】

桔梗含三萜皂苷类、黄酮类、酚类、甾醇类、多糖类、聚
炔类等化学成分。现代临床研究表明，桔梗皂苷影响肿瘤细胞
端粒酶逆转录酶磷酸化，控制细胞端粒酶的活性，调控肿瘤细
胞的生长。桔梗皂苷 D 能调控 p19ARF 和 Bcl-2 相关 X 蛋白

（Bax）基因表达，诱导肺癌细胞凋亡，还可抑制人口腔鳞状细胞癌（OSCC）细胞的增殖和侵袭，诱导 OSCC 细胞显著凋亡。桔梗皂苷 D 可诱导前列腺癌 PC-3 细胞呈 Caspase 非依赖性坏死样死亡，这可能是通过 FOXO3a 通路介导前列腺癌 PC-3 细胞程序性坏死。通过测定不同浓度桔梗皂苷 D 培养下人肺癌细胞株 A549 体外表达产物，证明其具有明显的细胞毒作用，能诱导 A549 细胞凋亡，分子机制为通过对 Bax、Bak 和 Bcl-2、Bcl-xL 表达的调控，导致肺癌细胞死亡。桔梗多糖能抑制 U-14 移植瘤生长，诱导癌细胞凋亡。

参考文献

[1]邓亚羚，任洪民，叶先文，等.桔梗的炮制历史沿革、化学成分及药理作用研究进展［J］.中国实验方剂学杂志，2020，26（2）：190-202.

[2]左军，尹柏坤，胡晓阳.桔梗化学成分及现代药理研究进展［J］.辽宁中医药大学学报，2019，21（1）：113-116.

[3]Kim M O，Moon D O，Choi Y H，et al. Platycodin D induces apoptosis and decreases telomerase activity in human leukemia cells［J］.Pharmacol Res，2005，51（5）：437-443.

[4]宋伟，王佳佳，王贺，等.桔梗皂苷 D 通过 FOXO3a 通路介导前列腺癌 PC-3 细胞程序性坏死［J］.肿瘤，2018，38（2）：85-93.

[5]陆文总，杨亚丽，贾光锋，等.桔梗多糖对 U-14 宫颈癌抗肿瘤作用的研究［J］.西北药学杂志，2013，28（1）：43-45.

紫 菀

【来源】

紫菀为菊科植物紫菀的干燥根及根茎。春、秋两季采挖，除去有节的根茎（习称"母根"）和泥沙，编成辫状晒干，或直接晒干。

【性味归经】

味辛、苦，性温。归肺经。

【功能】

润肺下气，消痰止咳。

【现代研究】

紫菀含萜类、肽类、黄酮类、蒽醌类、香豆素类、甾醇及有机酸类等化学成分。紫菀中的肽类是抗肿瘤作用主要活性成分，对乳腺癌细胞 MCF-7、大肠癌细胞 LOVO 有明显抑制作用。另外紫菀中多糖类成分也具抗肿瘤活性，能上调 Bax/Bcl-2 的比率和激活 Caspase-3、Caspase-8、Caspase-9，下调 Akt，诱导转移的肿瘤细胞凋亡，抑制胃癌细胞 SGC-7901 的生长。

参考文献

［1］范玲，王鑫，朱晓静，等.紫菀化学成分及药理作用研究进展［J］.吉林中医药，2019，39（2）：269-273.

［2］Zhang Y X，Wang Q S，Wang T，et al. Inhibition of human gastric ccarcinoma cell growth in vitro by a polysaccharide from Aster tataricus［J］. Inter J Biolog Macromol, 2012, 51（4）: 509-513.

前　胡

【来源】

前胡为伞形科植物白花前胡或紫花前胡的干燥根。冬季至次春茎叶枯萎或未抽花茎时采挖，除去须根，洗净，晒干或低温干燥。

【性味归经】

味苦、辛，性微寒。归肺经。

【功能】

散风清热，降气化痰。

【现代研究】

现代研究表明前胡含香豆素类、黄酮类、萜类及挥发油类化学成分。白花前胡中角型吡喃骈香豆素类成分 APC 可诱导人急性髓样白血病 HL-60 细胞分化，具抗肿瘤活性。白花前胡中的内酯衍生物对 B16 小鼠黑色素瘤细胞有一定抑制作用，但相关作用机制尚未研究透彻。

参考文献

［1］邱国玉，李运，李晓春，等. 前胡类药材的化学成分及质量控制方法研究［J］. 中国药事，2019, 33（4）: 446-459.

［2］吴霞，毕赢，王一涛. 前胡化学成分及药理作用的研究进展［J］. 食品与药品，2010, 12（11）: 442-445.

秦 艽

【来源】

秦艽为龙胆科植物秦艽、麻花秦艽、粗茎秦艽或小秦艽的干燥根。前三种按性状不同分别习称秦艽和麻花艽，后一种习称小秦艽。春、秋两季采挖，除去茎叶、须根及泥沙；秦艽及麻花秦艽晒软，堆置"发汗"至表面呈红黄色或灰黄色时，摊开晒干，或不经"发汗"直接晒干；小秦艽趁鲜时搓去黑皮，晒干。

【性味归经】

味辛、苦，性平。归胃、肝、胆经。

【功能】

祛风湿，清湿热，止痹痛。

【现代研究】

秦艽含环烯醚萜类、木脂素类、黄酮类、三萜类、生物碱类等成分。现代研究表明，秦艽总苷浓度为125μg/mL 时能明显抑制人肝癌 SMMC-7721 细胞增殖，并随着秦艽总苷浓度增加，其抑制作用增强。秦艽中龙胆苦苷（GPS）能抑制多种炎症介质，包括组胺、5-HT、LTB4、IL-1、TNF-α、PG、血栓素、血小板活化因子、氧自由基等的释放，对人肝癌细胞具杀伤效应。采用 MTT 法研究秦艽多糖在不同浓度和时间条件下，对人肝癌细胞 SMMC7402、人胃癌细胞 BGC-803、人肺癌细胞 A549、人肾癌细胞 HEK293 的抑制作用，发现秦艽多糖对人肝癌细胞 SMMC7402、人肺癌细胞 A549 抑制作用明显，但对人胃癌细胞 BGC-803、人肾癌细胞 HEK293 的抑制作用较弱。秦艽多糖对 4 种肿瘤细胞的抑制作用表现出一定的量效关系及时效关系，表明秦艽多糖具有较好的体外抗肿瘤活性。

参考文献

［1］杨飞霞，王玉，夏鹏飞，等.秦艽化学成分和药理作用研究进展及质量标志物（Q-marker）的预测分析［J］.中草药，2020，51（10）：2718-2731.

［2］汪海英，童丽，李福安.秦艽总苷对人肝癌细胞 SMMC-7721 体外作用的研究［J］.时珍国医国药,2010,21（1）：53-55.

［3］黄虹芝，肖平.秦艽多糖体外抗肿瘤的量效与时效关系研究［J］.安徽科技学院学报，2017，31（3）：43-47.

五加皮

【来源】

五加皮为五加科植物细柱五加的干燥根皮。夏、秋两季采挖根部，洗净，剥取根皮，晒干。

【性味归经】

味辛、苦，性温。归肝、肾经。

【功能】

祛风湿，补肝肾，强筋骨。

【现代研究】

五加皮含二萜类、苯丙素类、植物甾醇类、挥发油类化学成分。将单核细胞与五加皮抗肿瘤成分AGE共同培养后，单核细胞TNF-α、IL-12等细胞因子的产生明显增加，而且有较好的量效关系。采用MTT法、DNA琼脂糖凝胶电泳法及流式细胞术检测五加皮中提取的五加皮多糖对人宫颈癌细胞（HeLa）增殖抑制及凋亡作用，发现五加皮多糖能够抑制体外培养的HeLa细胞的生长，并诱导其细胞凋亡。五加皮提取物可通过调节单核细胞吞噬功能及TNF-α、IL-12等细胞因子产生发挥抗肿瘤作用。另外，荷瘤小白鼠经过口腔注射五加皮提取物，发现实验组小白鼠生长状况较对照组小鼠有明显改善，肿瘤生长速度非常缓慢，生存时间明显较长（$P < 0.01$），五加皮提取物能很好地抑制肿瘤细胞增殖。

参考文献

[1]郑婧，张贵君，韦敏，等.五加皮药材基原、化学成分及药理作用研究进展[J].辽宁中医药大学学报,2015,17(8):104-107.

[2]鞠康，刘耀武.五加皮的本草沿革及现代药理研究[J].绥化学院学报，2014，34（11）：151-153.

[3]汪洋，郑生智，韦敏.五加皮提取物对鼠离体肠平滑肌活动的影响[J].中国现代应用药学，2016，33（6）：700-704.

浙贝母

【来源】

浙贝母为百合科植物浙贝母的干燥鳞茎。初夏植株枯萎时采挖，洗净。大小分开，大者除去心芽，习称大贝，小者不去心芽，习称珠贝。分别撞擦，除去外皮，拌以煅过的贝壳粉，吸去擦出的浆汁，干燥；或取鳞茎，大小分开，洗净，趁鲜切成厚片，洗净，干燥，习称浙贝片。

【性味归经】

味苦，性寒。归肺、心经。

【功能】

清热散结，化痰止咳。

【现代研究】

浙贝母中含有生物碱、多糖和总皂苷等成分。现代研究表明，浙贝母中的浙贝母甲素和浙贝母乙素具有逆转肿瘤细胞MDR的作用，能逆转两种不同机制多药耐药肿瘤细胞耐药性，浙贝母甲素能抑制急性白血病细胞膜 P- 糖蛋白高表达，增加癌细胞内抗癌药物浓度而逆转白血病细胞多药耐药性。浙贝母乙素能抑制 3 种人骨髓性白血病细胞系（HL-60、NB4、U937）增殖，对白血病细胞表现出抑制增殖和诱导分化作用，与全反式维 A 酸合用，能促进 HL-60 细胞分化。浙贝母总生物碱能逆转人肺腺癌 A549 细胞顺铂（DDP）耐药性，并且下调 A549/DDP 细胞中多耐药基因 1（MDR1）mRNA 和 P- 糖蛋白（P-gp）表达。

参考文献

[1] 周冠炜. 不同产地贝母化学成分分析及川贝母在保健食品中的应用研究 [D]. 成都：西华大学，2019.

[2] 赵金凯，杜伟锋，应泽茜，等. 浙贝母的现代研究进展 [J]. 时珍国医国药，2019，30（1）：177-180.

白鲜皮

【来源】

白鲜皮为芸香科植物白鲜的干燥根皮。春、秋两季采挖根部，除去泥沙及粗皮，剥取根皮，干燥。

【性味归经】

味苦，性寒。归脾、胃、膀胱经。

【功能】

清热燥湿，祛风解毒。

【现代研究】

现代研究表明，白鲜皮含黄酮类、生物碱类、挥发油类、生物碱类、柠檬苦素类、多糖类等化学成分，白鲜皮中白鲜碱、胡芦巴碱和槲皮酮是其抗癌活性成分。胡芦巴碱在浓度 $2.5 \sim 40\mu mol/L$ 时能抑制大鼠腹水型肝癌 AH109 细胞侵袭。白鲜皮中分离得到的新成分 dasycarpusid A（白鲜皮苷 A）也有较强的抑制人肺腺癌 A549 细胞生长作用，在 $10\mu mol/L$ 条件下，抑制率为 88.8%。白鲜皮中的黄柏酮能抑制人胰腺癌 Panc-28 细胞增殖，$50\mu mol/L$ 和 $100\mu mol/L$ 浓度的黄柏酮可以激活启动

子半胱天冬酶 –9 和效应子半胱天冬酶 –3，促进细胞色素 C 释放到胞液，上调前凋亡蛋白 Bax 和肿瘤抑制蛋白 p53 表达，下调抗凋亡蛋白 Bcl–2 表达，也下调前炎症介质（如 NF–κB 和环氧化酶 –2）表达，并使胰腺癌细胞内表面的磷脂酰丝氨酸易位到外表面，从而引起癌细胞凋亡。

参考文献

［1］谢飞翔，赵璐婷，张树东，等 . 白鲜皮化学成分分离与鉴定［J］. 化工时刊，2018，32（1）：28-30.

［2］张明发，沈雅琴 . 白鲜皮药理作用的研究进展［J］. 抗感染药学，2012，9（2）：95-99.

桑白皮

【来源】

桑白皮为桑科植物桑的干燥根皮。秋末叶落时至次春发芽前采挖根部，刮去黄棕色粗皮，纵向剖开，剥取根皮，晒干。

【性味归经】

味甘，性寒。归肺经。

【功能】

泻肺平喘，利水消肿。

【现代研究】

桑白皮含有多种化学成分，包含黄酮类、呋喃类、香豆素类、萜类、甾醇类、糖类及挥发油类等。现代研究表明桑白皮中的低壳聚糖能提高机体免疫力从而有效抑制肿瘤的生长。桑白皮中的挥发油对正常小鼠体内淋巴细胞转化有显著抑制作用，并对被环磷酰胺抑制的淋巴细胞转化有显著恢复作用。

参考文献

［1］施洋，樊官伟，侯宝林，等.桑白皮化学成分及药理作用研究进展［J］.辽宁中医杂志，2020（8）：218-220.

［2］邹丽宜，陈忻，吴铁，等.桑白皮低聚壳聚糖体内抗肿瘤作用研究［J］.现代中西医结合杂志，2006，16（1）：28-29.

蛇床子

【来源】

蛇床子为伞形科植物的干燥成熟果实。夏、秋两季果实成熟时采收，除去杂质，晒干。

【性味归经】

味辛、苦，性温；有小毒。归肾经。

【功能】

温肾壮阳，燥湿，祛风，杀虫。

【现代研究】

蛇床子含有多种化学成分，包含香豆素类、挥发油类、黄酮类等。现代研究表明，蛇床子中的蛇床子素可下调骨肉瘤细胞中 Bcl-2 蛋白，上调 Bax 蛋白，促进 SAOS-2 细胞的凋亡。还能明显上调 Fas 蛋白和 Caspase-3 表达，抑制胆管癌 QBC939 细胞增殖，诱导其凋亡。蛇床子素还可阻滞胃癌 N87 细胞于

G2/M 期，抑制 N87 细胞的生长并促进其凋亡，具明显抗胃癌细胞作用。

参考文献

[1] 田斌，瞿孝兰，林义平，等.蛇床子化学成分及药理作用研究进展 [J].中药与临床，2020，11（1）：70-73，80.

[2] 杨赟，杨柳，李晓静，等.蛇床子素通过促进胃癌细胞 N87 凋亡和细胞周期阻滞而抑制细胞增殖 [J].中国生物化学与分子生物学报，2019，35（1）：74-80.

葶苈子

【来源】

葶苈子为十字花科植物独行菜或播娘蒿的干燥成熟种子。前者习称北葶苈子，后者习称南葶苈子。夏季果实成熟时采割植株，晒干，搓出种子，除去杂质。

【性味归经】

味辛、苦，性大寒。归肺、膀胱经。

【功能】

泻肺平喘，行水消肿。

【现代研究】

葶苈子含有多种化学成分，包含强心苷类、异硫氰酸类、脂肪油类等。有研究表明，葶苈子对人鼻咽癌细胞和子宫颈癌细胞株具极强抑制作用，对艾氏腹水癌小鼠的癌细胞有明显抑制作用。

【注意事项】

葶苈子中含有强心苷类物质，过量应用可引起强心苷类药物的不良反应，主要有胸闷、腹部布满皮疹、冷汗、皮肤瘙痒、烦躁不安、头晕、腹泻、小便增多、呼吸困难、气短、恶心、呕吐、乏力、心慌等。

参考文献

［1］李孟，曾梦楠，张志广，等.北葶苈子化学成分的研究［J］.中成药，2019，41（1）：105-110.

［2］王妍，贡济宇.葶苈子的化学成分及药理作用研究［J］.长春中医药大学学报，2008（1）：39-40.

薏苡仁

【来源】

薏苡仁为禾本科植物薏苡的干燥成熟种仁。秋季果实成熟时采割植株，晒干，打下果实，再晒干，除去外壳、黄褐色种皮及杂质，收集种仁。

【性味归经】

味甘、淡，性凉。归脾、胃、肺经。

【功能】

健脾渗湿，除痹止泻，清热排脓。

【临床应用】

治肺癌、肠癌、胃癌、宫颈癌、绒毛膜上皮癌及子宫癌等属痰湿内蕴者。

【现代研究】

薏苡仁含有多种化学成分，包括脂肪酸及其脂类、糖类、蛋白质、甾醇类、生物碱类及三萜类等成分。薏苡仁中的 α-生育酚、γ-生育酚能抑制食道癌和肺癌，角鲨烯能有效抑制啮齿目动物乳腺癌、胰腺癌、结肠癌、皮肤癌和肺癌等，薏苡仁挥发油能降低 FAS 的活性和下调 FAS mRNA 表达，对结肠癌细胞 SW480、人乳腺癌细胞 MCF7、人肝癌细胞 SMMC7721、人肺癌细胞 A549、人早幼粒细胞白血病细胞 HL-60 等肿瘤细胞均有抑制作用。薏苡仁中的单体薏苡仁油已制成康莱特注射液，被应用于肺癌、肝癌、胃癌、卵巢癌等各种恶性肿瘤的治疗，疗效确切。

参考文献

［1］毕天琛，杨国宁，马海春.中药薏苡仁化学成分及药理活性研究进展［J］.海峡药学，2019，31（11）：52-56.

［2］熊美华，谌建平，操润琴，等.薏苡油对喉癌细胞侵袭迁移能力的影响［J］.当代医学，2018，24（8）：15-18.

马兜铃

【来源】

马兜铃为马兜铃科植物北马兜铃或马兜铃的干燥成熟果实。秋季果实由绿变黄时采收，干燥。

【性味归经】

味苦，性微寒。归肺、大肠经。

【功能】

清肺降气，止咳平喘，清肠消痔。

【现代研究】

马兜铃含有多种化学成分，包含水溶性季铵生物碱、马兜铃酸、马兜铃次酸及木兰碱等成分。马兜铃中马兜铃酸Ⅰ、马兜铃内酰胺Ⅰa对P-388淋巴细胞白血病细胞和NSCLC-N6肺癌细胞有细胞毒作用。马兜铃内酰胺Ⅱ对三种人体癌细胞（A-549、SK-MEL-2、SK-OV-3）均表现出显著细胞毒活性。

参考文献

［1］龚千锋，刘高胜，张的凤，等.马兜铃炮制前后化学成分的研究［J］.江西中医学院学报，2008（1）：95.

［2］陈孟兰，朱正兰.马兜铃属植物的生物活性和药理作用研究进展［J］.时珍国医国药，2007（3）：702-704.

络石藤

【来源】

络石藤为夹竹桃科植物络石的带叶藤茎。冬季至次春采割，除去杂质，晒干。

【性味归经】

味苦，性微寒。入心、肝、肾经。

【功能】

祛风通络，凉血消肿。

【现代研究】

络石藤含黄酮类、木质素类、甾醇类、三萜类、紫罗兰酮衍生物类等化学成分。现代研究表明，络石藤中的木脂素类化合物具抗癌作用，其作用机制为抗雌激素样作用，这类木脂素类化合物在动物肠道内被菌群转化为 enterolactone（ELN）或 enterodiol。有研究表明，乳腺癌患者体液中的 enterolactone（ELN）浓度较正常人要低很多，因此这类木脂素能够预防和抑制与 enterolactone（ELN）相关的乳腺癌。现代研究表明，活性氧对细胞遗传因子损伤作用也是导致癌症发生的一个重要因素，络石藤预防癌症发生机制可能与其中木犀草素影响内源酶介导的羟自由基清除作用有关。

参考文献

［1］李昊，朱贲贲，徐智宇.络石藤的研究现状［J］.中南药学，2014，12（5）：463–466.

［2］李梦.络石藤药理作用的研究进展［J］.科技经济导刊，2017（25）：152–153.

芫 花

【来源】

芫花为瑞香科植物芫花的干燥花蕾。春季花未开放时采收，除去杂质，干燥。

【性味归经】

味辛、苦，性温。归肺、脾、肾经。

【功能】

泻水逐饮，解毒杀虫。

【现代研究】

芫花中主要含二萜原酸酯类、黄酮类、香豆素类、木脂素类化合物及挥发性成分。现代研究表明，芫花对肿瘤、炎症、神经系统疾病和免疫相关疾病具有较好的抑制活性。Kasai从芫花中分出抗白血病有效成分芫花烯，在对小鼠进行体内抑制P-388淋巴细胞白血病的生物实验中，低剂量芫花烯即有显著抗白血病活性。1982年Hall等研究了芫花烯和芫花酯甲的抗肿瘤活性，二者抗白血病的主要机制是影响DNA和蛋白质的合成。芫花中西瑞香素能抑制肺癌A549细胞体外侵袭及迁移，抑制A549细胞MMP-2和MMP-9表达，且呈剂量依赖性，另外对神经母细胞瘤细胞具有一定抑制作用，可诱导肿瘤细胞凋亡，并影响肿瘤细胞周期和迁移。此外，西瑞香素对人喉癌细胞Hep2、人肝癌细胞Hep G2和人肺癌细胞AGZY-83-α也有细胞毒性作用，具显著抗肿瘤活性。芫花根总黄酮（TFRD）具有显著抗肿瘤活性，其抗肿瘤活性是通过对肿瘤细胞的选择性细胞毒性和提升机体免疫力实现的。

参考文献

［1］孙沛霖，林永强，郭东晓.中药芫花条化学成分及药理作用的研究进展［J］.药学研究，2018，37（4）：234-236.

［2］李玲芝，宋少江，高品一.芫花的化学成分及药理作用研究进展［J］.沈阳药科大学学报，2007（9）：587-592.

第六章 化痰祛湿类

［3］陈蔚，姚永华，胡慧菁.芫花提取物在疾病治疗中的研究进展［J］.山西医药杂志，2019，48（9）：1055-1058.

［4］杨振宇，郭薇，吴东媛，等.了哥王中西瑞香素的提取分离及抗肿瘤作用研究［J］.天然产物研究与开发，2008，20（3）：522- 526.

［5］姚晶萍，倪延群，王莹威，等.芫花根总黄酮抗肿瘤活性的研究［J］.首都医药，2011，18（14）：19-22.

半　夏

【来源】

半夏为天南星科植物半夏的干燥块茎。夏、秋两季均可采挖，洗净，除去外皮及须根，晒干。

【性味归经】

味辛，性温，有毒。归脾、胃、肺经。

【功能】

燥湿化痰，降逆止呕，消痞散结。

【临床应用】

半夏主要含生物碱、半夏淀粉、甾醇类、氨基酸、挥发油、芳香族成分、有机酸类、黄酮类、半夏蛋白、鞣质，以及多种微量元素等。其中半夏总生物碱能明显抑制人胃癌细胞株SGC-7901细胞增殖，并在一定浓度与时间范围内表现出时效与量效关系。从半夏中提取到的多糖具有较强的网状内皮系统激活活性，能增强网状内皮系统吞噬功能和分泌作用，抑制肿瘤的发生和增殖。半夏多糖对S180（小鼠肉瘤）、H22（小鼠肝癌）、EAC（艾氏腹水瘤）三种小鼠移植性肿瘤均有不同程度的抑瘤作用，其机制与抑制PC12生长及增殖，诱导SH2SY5Y、PC12细胞凋亡有关。通过四甲基偶氮唑盐（MTT）比色法检测不同浓度半夏总生物碱（TATP）对于肺癌细胞株A549的生长抑制作用，结果显示，在体外细胞培养条件下，半夏总生物碱能明显抑制A549细胞的增殖，其作用机制可能是损伤肿瘤细胞DNA。半夏乙酸乙酯和乙醇提取物有抑制体外培养肝癌细胞增殖的作用。有学者通过固体和液体两种方式对实验室保存的半夏内生菌SY-Z5进行发酵后发现，内生菌SY-Z5代谢产物具有抑菌和抗肿瘤活性，活性代谢产物主要存在于乙酸乙酯相中。有研究者采用小鼠艾氏腹水瘤（实体瘤）模型，检测小鼠血清中的SOD、MDA、GSH-Px的含量并测定了抑瘤率及生存延长率，结果表明半夏多糖提取物具有一定的体内抗肿瘤作用。

参考文献

［1］左军，牟景光，胡晓阳.半夏化学成分及现代药理作用研究进展［J］.辽宁中医药大学学报，2019，21（9）：26-29.

［2］刘文亚，顾媛媛，巩颖.生半夏抗肿瘤作用初探［J］.临床合理用药杂志，2016，9（20）：93-94.

［3］高振杰，罗沙，周建雄，等.半夏的研究进展［J］.四川中医，2019，37（4）：212-215.

［4］马旺，刘文洪，李俊峰，等.半夏内生菌SY-Z5不同

发酵方式代谢产物的抗菌、抗肿瘤活性研究［J］.浙江中医药大学学报，2014，38（10）：1212-1216.

［5］张彩群，计建军，王长江.半夏多糖体内抗肿瘤作用与机制研究［J］.海峡药学，2016，28（7）：22-24.

川　乌

【来源】

川乌为毛茛科植物乌头的干燥母根。6月下旬至8月上旬采挖，分开子根（附子），除去须根及泥沙，晒干。

【性味归经】

味辛、苦，性热，有大毒。归心、肝、肾、脾经。

【功能】

祛风除湿，温经止痛。

【现代研究】

川乌中含二萜生物碱、季铵盐、黄酮类、皂苷类、神经酰胺等成分。川乌水煎液能显著抑制小鼠 Lewis 肺癌自发转移，亦能对小鼠中出现的移植性肿瘤前胃癌癌株（FC）和肉瘤 S180 有抑制作用，在临床治疗晚期胃癌等消化系统恶性肿瘤时收到一定效果。乌头碱通过线粒体途径抑制 QBC-939 细胞的增殖并诱导其凋亡，可用作抗胆管癌的潜在治疗剂。川乌能维持荷瘤小鼠体温、血氧饱和度、红细胞 ATP 酶活性和血液流变情况，改善瘤内缺氧、毛细血管通透性及细胞间连接通信等的状况，阻止肿瘤生长和转移，从而防止瘤毒内陷情况的发生。其机制可能与促进 H22 荷瘤小鼠 T 细胞增殖、抑制 B 细胞增殖、增强腹腔巨噬细胞的吞噬活性有关。以小鼠S180肉瘤造模，观察生川乌水煎液的抑瘤作用，结果显示在对宿主存活数和动物增重均无明显影响的情况下，生川乌水煎液对小鼠S180实体瘤的生长有明显抑制作用。

参考文献

［1］李双，黎锐，曾勇，等.川乌的化学成分和药理作用研究进展［J］.中国中药杂志，2019，44（12）：2433-2443.

［2］刘曦，李飞，张莉.蜜煮川乌对H22荷瘤小鼠免疫功能影响的实验研究［J］.北京中医药大学学报，2004（2）：68.

［3］周长凯，高静，付蕾，等.川乌抗肿瘤作用研究进展及可行性分析［J］.中华中医药学刊，2020，38（12）：179-182.

第七章　软坚散结类

恶性肿瘤的病机是正虚邪积，即正气亏虚，痰、瘀、毒互结，而痰毒互结是恶性肿瘤发生发展的主要病机之一。朱丹溪认为："痰之为物，随气升降，无处不到。"亦有百病皆有痰作祟之说。因此软坚散结法是治疗痰、毒、瘀等凝聚成块诸证的重要治法之一，目前该法被广泛运用到治疗临床多种肿瘤疾病，多项研究也表明软坚散结法联合西医疗法治疗恶性肿瘤等积聚类疾病临床疗效优于单纯的西医疗法，毒副作用小、患者依从性好。

牡　蛎

【来源】

牡蛎为牡蛎科动物长牡蛎、大连湾牡蛎或近江牡蛎的贝壳。全年均可采收，去肉，洗净，晒干。

【性味归经】

味咸，性微寒。归肝、胆、肾经。

【功能】

重镇安神，潜阳补阴，软坚散结，收敛固涩。

【复方应用】

生牡蛎、夏枯草、王不留行各20g，莪术、贯众炭、玄参、生半夏各15g，浙贝母、小青皮、三棱、炙鳖甲各10g，水蛭、炮甲片、橘核各 5g。每日 1 剂，2 次，温服。

【现代研究】

牡蛎肉中含有多种氨基酸、糖原、大量微量元素及小分子化合物，其壳中含有大量碳酸钙。通过体外实验测定牡蛎抗氧化活性，发现其还原性较强，对羟自由基和超氧阴离子均有较好清除能力。有学者研究牡蛎提取物牡蛎天然活性肽（BPO）对人胃癌 BGC-823 细胞凋亡的生物学效应及其作用机制，结果表明，BPO 能有效抑制胃癌 BGC-823 细胞增殖活动，出现亚 G1 期细胞，使细胞进入凋亡期。从牡蛎分离提取出的牡蛎天然低分子多肽能够改变人肺腺癌细胞的恶性形态与超微结构特征，因而推断其对肺癌细胞具有一定的诱导分化作用。

参考文献

［1］杨韵，徐波．牡蛎的化学成分及其生物活性研究进展［J］．中国现代中药，2015，17（12）：1345-1349.

［2］冯丽，赵文静，常惟智．牡蛎的药理作用及临床应用研究进展［J］．中医药信息，2011，28（1）：114-116.

［3］赵秀玲．牡蛎的生物活性及其食品的开发研究进展［J］．江苏调味副食品，2009，26（4）：37-41.

［4］李鹏，李祺福，石松林，等．牡蛎天然活性肽对人胃腺癌 BGC-823 细胞周期与基因表达的调控［J］．中国海洋药物，2007（3）：1-8.

［5］梁盈，黄大川，石松林，等．牡蛎低分子活性肽对人肺腺癌 A549 细胞形态与超微结构变化的影响［J］．厦门大学学报（自然科学版），2006（S1）：177-180.

蜈 蚣

【来源】

蜈蚣为蜈蚣科动物少棘巨蜈蚣的干燥体。春、夏两季捕捉，用竹片插入头尾，绷直，干燥。

【性味归经】

味辛，性温，有毒。归肝经。

【功能】

息风镇痉，攻毒散结，通络止痛。

【临床应用】

常用治肝癌、胃癌、结肠癌、肺癌、肾癌、卵巢癌和舌癌等。

【现代研究】

蜈蚣的化学成分主要有蛋白质、多肽、多糖、脂肪酸、氨基酸、微量元素等。有研究者研究蜈蚣油性提取液对肝癌细胞Bel-7402 的抑制作用，抑制率最高达 82.2%，推断可能通过阻断 ERK1/2 通路和激活 JNK 通路来抑制其增殖，并诱导凋亡。将蜈蚣水提取物以 12mg/d（相当于正常成人以生药 4.5g/d 口服）灌胃作用于荷瘤小鼠 14 天，发现对小鼠 Lewis 肺癌的抑瘤作用与环磷酰胺组（0.4mg/d 注射治疗）效果相当。蜈蚣提取物能降低线粒体膜电位，促进 Caspase-9、Caspase-3 的表达，下调Bcl-2/Bax 蛋白比率，通过线粒体途径促使人胶质瘤 U87 细胞株凋亡。将蜈蚣的乙醇提取物分别以 0.16mg/mL、0.32mg/mL、0.64mg/mL 作用于黑色素瘤 A375 细胞 12 小时和 48 小时，

Western blot 验证发现其呈剂量和时间依赖性抑制 Bcl-2 的表达，增加 Bak、Bax 和 Bad 的表达水平，以此来促进该细胞株的凋亡。

参考文献

［1］张乔，刘东，赵子佳，等.蜈蚣有效成分提取分离及药理作用研究进展［J］.吉林中医药，2016，36（12）：1244-1246.

［2］于金高，刘培，段金廒.药用蜈蚣生物活性物质与毒性物质研究进展［J］.中国现代中药，2016，18（11）：1521-1527，1536.

［3］董宜旋.中药蜈蚣研究进展［J］.辽宁中医药大学学报，2014，16（8）：252-253.

［4］刘国清，田秉漳，皮执民，等.蜈蚣油性提取液对肝癌细胞增殖的影响［J］.中国现代医学杂志，2002，12（4）：55-56.

［5］彭平亚.全蝎、蜈蚣、壁虎治疗肺癌的临床调研及各药对小鼠 Lewis 肺癌的抑瘤实验［D］.广州：广州中医药大学，2011.

［6］Ma W，Liu R，Qi J，et al. Extracts of centipede Scolopendra subspinipes mutilans induce cell cycle arrest and apoptosis in A375 human melanoma cells［J］. Oncology Letters，2014，8（1）：414-420.

全 蝎

【来源】

全蝎为钳蝎科动物东亚钳蝎的干燥体。春末至秋初捕捉，除去泥沙，置沸水或沸盐水中，煮至全身僵硬，捞出，置通风处，阴干。

【性味归经】

味辛，性平，有毒。归肝经。

【功能】

息风镇痉，攻毒散结，通络止痛。

【现代研究】

全蝎中含有蝎毒、三甲胺、甜菜碱、核苷类等活性成分。研究表明蝎毒具有广谱抗癌作用，其抗癌作用主要是有以下几个途径：一是抑制肿瘤细胞增殖；二是调节癌基因表达，诱导肿瘤细胞凋亡；三是直接杀伤肿瘤细胞。蝎毒组分 SVC-Ⅰ能抑制卵巢癌细胞 SKOV3 细胞的 DNA 合成，使细胞生长周期延长，并将 SKOV3 细胞周期阻滞在 M 期和 G1 期，诱导 SKOV3 细胞凋亡。有研究显示全蝎水浸液诱导宫颈癌细胞凋亡，其作用途径是调节凋亡基因 Bax 的表达，但研究中发现全蝎水浸液诱导处理 48 小时后，宫颈癌细胞的死亡率和凋亡率并不相等，说明其一方面通过凋亡基因诱导凋亡，另一方面直接杀伤癌细胞。有研究表明全蝎蛋白药效组分具有促进 Bel7402 细胞凋亡、抑制增殖的作用，其生物效应指标为 9.25 ～ 175g/L，可作为全蝎抗肿瘤生物效应质量评价指标。

参考文献

[1] 史磊, 张天锡, 杜聪颖, 等.中药全蝎活性成分、药理作用及临床应用研究进展 [J].辽宁中医药大学学报, 2015, 17 (4): 89-91.

[2] 张盼盼, 马明珠, 王集会.中药全蝎的研究进展 [J].药学研究, 2014, 33 (7): 411-414.

[3] 刘晓亚, 房丹.中药全蝎药理作用研究进展 [J].内蒙古中医药, 2014, 33 (14): 114-116.

[4] 付士波, 杨英, 闫凤琴, 等.蝎毒组分 I 对卵巢癌细胞 SKOV3 生长的抑制作用 [J].吉林大学学报 (医学版), 2007 (1): 41-43.

[5] 宓伟.全蝎水浸液通过上调 Bax 的表达诱导宫颈癌细胞凋亡 [J].现代预防医学, 2011, 38 (22): 4723-4724, 4727.

阿　魏

【来源】

阿魏为伞形科植物新疆阿魏或阜康阿魏的树脂。春末夏初盛花期至初果期, 分次由茎上部往下斜割, 收集渗出的乳状树脂, 阴干。

【性味归经】

味苦、辛, 性温。归脾、胃经。

【功能】

消积，散痞，杀虫。

【现代研究】

新疆阿魏已分离出挥发油、糖类、树胶、阿魏酸等化学成分。有研究发现阿魏酸钠对人大肠癌 Moser 细胞和乳腺癌 MCF-7 细胞均有明显增殖抑制作用，并呈剂量依赖关系，但阿魏酸钠作用于 Moser 细胞后并未引起 CEA 表达的变化。阿魏酸盐复合物体外对人乳腺癌、肺癌、胃癌、结肠癌和中枢神经系统肿瘤等多种肿瘤细胞株具有显著的生长抑制作用，且对环氧化酶 COX-1 及 COX-2 有显著抑制作用。采用偶氮甲烷（AOM）诱导 F334 鼠产生结肠癌，发现饲喂阿魏酸 500mg/kg 的 F334 鼠异常病灶隐窝数下降 27%，认为其抗肿瘤活性与激活解毒酶如谷胱甘肽转硫酶、醌还原酶的活性相关。

参考文献

［1］梅丽平，王晓琴，王玉华. 阿魏的化学成分、药理作用及毒理学研究进展［J］. 中国药房，2016，27（4）：534-538.

［2］赵保胜，桂海水，朱寅荻，等. 阿魏化学成分、药理作用及毒性研究进展［J］. 中国实验方剂学杂志，2011，17（17）：279-281.

［3］胡益勇，徐晓玉. 阿魏酸的化学和药理研究进展［J］. 中成药，2006（2）：253-255.

［4］刘宝瑞，钱晓萍，孟宪志，等. 阿魏酸钠对人大肠癌 Moser 细胞和乳腺癌 MCT7 细胞增殖和凋亡的影响［J］. 中国

中西医结合杂志，2002（S1）：188-190.

[5] Jayaprakasam B，Vanisree M，Zhang Y，et al. Impact of alkyl esters of caffeic and ferulic acids on tumor cell proliferation，cyclooxygenase enzyme，and lipid peroxidation [J]. Journal of Agricultural & Food Chemistry，2006，54（15）：5375-5381.

[6] 殷华芳，钱晓萍，刘宝瑞. 阿魏酸抗肿瘤作用机制研究进展 [J]. 现代中西医结合杂志，2010，19（32）：4238-4240.

蕲　蛇

【来源】

蕲蛇为蝰科动物五步蛇除去内脏的干燥体。多于夏、秋两季捕捉，剖开蛇腹，除去内脏，洗净，用竹片撑开腹部，头居中央盘成圆盘状，干燥后拆除竹片。

【性味归经】

味甘、咸，性温，有毒。归肝经。

【功能】

祛风通络，定惊止痒。

【现代研究】

蕲蛇主要成分为蛋白质、氨基酸、磷脂，以及核苷类成分。蛇毒的主要成分是蛋白和多肽。以蕲蛇鲜药为主要成分制成的金龙胶囊已在临床广泛用于肿瘤的治疗。有临床研究用金龙胶囊结合中药辨证治疗食管癌60例，总有效率75%，病灶缩小率33%，平均生存期为25.4月，表明金龙胶囊结合中药治疗食管癌，疗效满意。

参考文献

［1］刘宇翔，刘瑶，冯露雅，等.蕲蛇蛇毒的研究进展［J］.生物化工，2018，4（6）：137-141.

［2］朱晓晓.蕲蛇药理研究及临床应用进展［J］.浙江中西医结合杂志，2018，28（1）：72-74.

［3］张冬璇，瞿晶田.中药蕲蛇的化学成分和药理作用研究进展［J］.吉林中医药，2016，36（8）：862-864.

第八章　以毒攻毒类

当代学者提出癌毒的概念，认为癌毒是肿瘤发生、发展的直接因素，并将癌毒作为肿瘤致病的根本原因。癌毒是由各种致病因素长期刺激，互相作用，致机体阴阳失调，使气滞血瘀，热结痰凝，病理产物聚结，日久则发生质的改变，产生癌毒，发生肿瘤。

雄　黄

【来源】

雄黄为硫化物类矿物雄黄族雄黄，主含四硫化四砷。全年均可采挖，采挖后，除去杂质。

【性味归经】

味辛，性温，有毒。归肝、大肠经。

【功能】

外用有解毒杀虫之效，内服性燥而有燥湿祛痰、定惊截疟的功能。

【现代研究】

除了雄黄的主要成分 As_4S_4 是其药效物质之外，雄黄在体内分解和代谢产生的中间产物也可能是其药效物质。现代研究发现其在肿瘤治疗方面作用显著，作用机制为诱导肿瘤细胞凋亡、分化，抑制癌细胞增殖及影响肿瘤血管生成等。抑制肿瘤细胞增殖可通过下调 Bcl-2 和 p53 蛋白的表达、抑制 COX-2 活性表达，以及依赖于线粒体凋亡途径等实现。在抑制肿瘤分化方面，研究发现雄黄可调节 NB4 细胞表面分化抗原 CD11b、CD33 的表达，促进急性早幼粒细胞白血病细胞分化，或抑制 p38 MAPK、JNK 和 ERK 途径，影响白血病 HL-60 细胞分化。

参考文献

［1］宋玲玲，韩冬月，林瑞超，等.矿物药雄黄的研究进展［J］.中国中药杂志，2019，44（3）：433–440.

［2］康永，李先荣，程霞，等.雄黄药理作用的实验研究及其毒性观察［J］.时珍国医国药，1998（4）：3–5.

［3］李晶，孙关林，苏卉，等.二种不同砷剂体外对 NB4 细胞增殖及程序化死亡作用的研究［J］.白血病，1998（3）：3–5.

［4］曾芳，熊芳，陈鸿洲，邵克武.As$_4$S$_4$ 对人白血病细胞 HL-60 细胞 COX-2 表达和 PGE$_2$ 水平的影响［J］.中国现代医药杂志，2007（2）：28–31.

［5］Xinyu，Liu，Xianglu，et al. Realgar induces apoptosis in the chronic lymphocytic leukemia cell line MEC1.［J］. Molecular Medicine Reports，2013，8（6）：1866–1870.

［6］陈思宇，刘陕西，李信民.雄黄对急性早幼粒细胞白血病细胞诱导凋亡和促进分化的双重作用［J］.西安交通大学学报（医学版），2002（4）：401–404.

［7］Wang N，Wang LW，Gou BD，et al. Realgar-induced differentiation is associated with MAPK pathways in HL-60 cells［J］. Cell Biology International，2013，32（12）：1497-1505.

巴　豆

【来源】

巴豆为大戟科植物巴豆的干燥成熟果实，根及叶亦供药用。秋季果实成熟时采收，堆置 2～3 天，摊开，干燥。根、叶全年可采，根切片，叶晒干备用。

【性味归经】

味辛，性热，有大毒。归胃、大肠经。

【临床应用】

对胃癌、肝癌、大肠癌、甲状腺癌、卵巢癌、宫颈癌等具有一定疗效。

【现代研究】

巴豆主要含有巴豆油、蛋白质、二萜及其酯类、生物碱等成分。巴豆提取物治疗肿瘤的机制表现在巴豆提取物诱导肿瘤细胞凋亡、影响膜系统分子动力及抗氧化、抑制肿瘤转移等多个方面。巴豆生物碱对人宫颈癌 HeLa 细胞有抑制增殖和诱导凋亡作用，其抑制率和凋亡率随时间和剂量的增加而逐渐增强；其诱导 HeLa 细胞凋亡的分子机制可能与上调 TRAIL 配体和 Caspase-8 基因表达有关。

参考文献

［1］金锋，张振凌，任玉珍，等.巴豆的化学成分和药理活性研究进展［J］.中国现代中药，2013，15（5）：372-375.

［2］阎紫菲，朱彦霏.巴豆的药理作用研究进展［J］.农

技服务，2017，34（13）：15-16.

[3]张雪，武晓，刘凤娟，等.巴豆提取物抗肿瘤作用机制的研究进展[J].癌症进展，2020，18（11）：1092-1094，1106.

[4]宋红春，陆为民.巴豆抗肿瘤的研究进展[J].辽宁中医杂志，2014，41（4）：823-825.

瓜 蒂

【来源】

瓜蒂为葫芦科甜瓜属植物甜瓜的果梗，其种子也作药用。甜瓜盛产期，剪取青绿色瓜蒂阴干即可。

【性味归经】

味苦，性寒，有毒。入心、脾经。

【功能】

催吐，退黄疸。

【现代研究】

研究瓜蒂水提物和醇提物对食管癌 TE-1、EC-1 细胞增殖、迁移、克隆形成的影响及作用机制，发现瓜蒂水提物和醇提物可影响 TE-1、EC-1 细胞增殖、迁移、克隆能力，促进细胞凋亡，其作用机制可能与下调 EGFR、PKC-α 蛋白有关。

参考文献

[1]刘小河，傅延龄.瓜蒂的临床应用与中毒的认识[J].西部中医药，2008，21（7）：7-9.

［2］赵雯宇，司富春.瓜蒂水提物和醇提物对食管癌TE-1、EC-1细胞的增殖、迁移、克隆形成的影响及机制研究［J］.中国药房，2020，31（3）：314-320.

第九章　扶正固本类

扶正固本类药具有补益身体阴阳气血等诸不足的作用，用于预防及治疗各种虚损之症。中医所说"邪之所凑，其气必虚，正气内存，邪不可干"，可理解为现代医学的提高机体免疫功能。临床研究表明，肿瘤的发生、发展与机体免疫状态有着不可分割的关系，肿瘤患者机体的各种特异性和非特异性细胞免疫与体液免疫功能均受到显著抑制，因此提高机体免疫调节能力是较普遍的抗肿瘤机制。扶正固本类中药能增强机体的免疫功能，提高机体的免疫力，从而发挥抗肿瘤效应。

在中医药理论指导下，结合现代医学技术和手段，使用扶正固本类中药治疗肿瘤，相对于单纯放化疗而言，其效果好且不良反应较少，逐渐受到国内外医学界的关注。综合治疗是遵循传统中医药理论，与现代前沿的科学技术密切结合的治疗方式，特别是精细辨证下的扶正固本中药的辅助治疗，对于提高肿瘤患者生命质量极具临床应用价值。

人　参

【来源】

人参为五加科植物人参的干燥根。栽培者称为"园参"，野生者称为"山参"。多于秋季采挖。9～10月采挖6年以上的园参，洗净泥土，新鲜品称为"水参"；剪去小支根用硫黄熏后，置日光下晒干即为"生晒参"；蒸制后干燥称"红参"；经水炸、灌糖后干燥称"糖参"。山参经晒干，称"生晒山参"。

【性味归经】

味甘、微苦，性平。归脾、肺、心经。

【功能】

大补元气，复脉固脱，补脾益肺，生津止渴，安神益智。

【临床应用】

临床常用于食道癌、胃癌、肝癌、肺癌、子宫颈癌、乳腺癌、白血病等属气血亏虚、气阴两伤、久病正虚，甚至虚极欲脱或者邪实气虚者。

【现代研究】

研究表明人参抗肿瘤作用的主要有效成分为人参皂苷及其肠道菌群代谢产物、人参多糖和人参炔醇，这些活性成分发挥药理作用的机制目前已较为明确。作用机制主要包括诱导肿瘤细胞周期阻滞、凋亡及分化，增强对肿瘤细胞免疫，抑制肿瘤细胞增殖及侵袭与转移等，而其分子机制涉及许多相关基因、蛋白、蛋白酶、免疫细胞、细胞因子及相关信号通路等的调控与表达。此外，人参有效成分的抗肿瘤作用表现出一定的剂量依赖性，且其化学结构的不同导致抗肿瘤活性有所差异。杨春肖等发现人参皂苷 Rh2 可以抑制卵巢癌 SKOV3 细胞的增殖，并有一定的剂量依赖性，其机制可能是人参皂苷 Rh2 上调 Caspase-3 的表达诱导卵巢细胞凋亡。韩萍等发现人参皂苷 Rg3 可通过促进结肠癌 Caco-2 细胞凋亡来抑制癌细胞增殖和迁移。夏菁等发现人参皂苷 Rg1 可明显抑制 TF-1 细胞的增殖并促进其凋亡，猜测其促凋亡机制可能与降低 TF-1 细胞对 EPO 的反应性，下调 EPOR 下游相关蛋白的表达并激活 Caspase-3 的表达有关。张文静等发现二醇组人参皂苷 Rh2、PPD 可以抑制 Lewis 肺癌生长，其机制可能是抑制 NF-κB 及下游基因的表达。赵宝胜等发现人参皂苷 Rg1 可明显抑制体外培养的人胃癌细胞株 BGC-823 细胞增殖，降低细胞活性，促进其凋亡，其作用机制可能与抑制肿瘤细胞蛋白质合成有关。简捷等通过研究发现人参皂苷 Rg3 可抑制胰腺癌细胞 PANC-1 增殖，诱导细胞凋亡，其机制可能与人参皂苷 Rg3 可下调 PANC-1 细胞中 Pim-3 及磷酸化 Bad 蛋白的表达有关。朴丽花等发现人参皂苷 Rh2 对 MCF7 / Adr 细胞侵袭和转移有减弱作用，其机制可能与 MMP-2、MMP-9 和 NF-κB 蛋白表达降低有关。

【注意事项】

实证、热证及湿热内盛正气不虚者禁服。不宜与茶同服。反藜芦。

参考文献

［1］罗林明，石雅宁，姜懿纳，等.人参抗肿瘤作用的有效成分及其机制研究进展［J］.中草药，2017，48（3）：582-596.

［2］杨春肖，黄运兰，司立慧，等.人参皂苷 Rh2 对人卵巢癌细胞的作用及其机制的研究［J］.中国妇幼保健，2012，27（32）：5162-5165.

［3］韩萍，罗阔，蒋青松，等.人参皂苷 Rg3 对结肠癌 Caco-2 细胞增殖和迁移的影响［J］.免疫学杂志，2014，30（8）：

722–726.

［4］夏菁，李静，左国伟，等 . 人参皂苷 Rg1 对人白血病
TF-1 细胞 EPOR 信号通路的影响［J］. 肿瘤，2014，34（2）：
113–120.

［5］张文静，俞春莺，吴炉飞，等 . 二醇组人参皂苷抑制
Lewis 肺癌生长及 NF-κB 相关基因的作用［J］. 肿瘤防治研
究，2013，40（1）：42–45.

［6］赵保胜，刘洋，徐暾海 . 人参皂苷 Rg1 对人胃癌
BGC-823 的抑制作用研究［J］. 中国临床药理学与治疗学，
2011，16（4）：361–365.

［7］简捷，胡志方，黄缘 . 人参皂苷 Rg3 对人胰腺癌细胞
Pim-3 及 Bad 凋亡蛋白表达的影响［J］. 癌症，2009，28（5）：
461–465.

天 冬

【来源】

天冬为百合科植物天冬的干燥块根。秋、冬两季采挖，洗
净，除去茎基和须根，置沸水中煮，或蒸至透心，趁热除去外
皮，洗净，干燥。

【性味归经】

味甘、苦，性寒。归肺、肾经。

【功能】

清肺生津，滋阴润燥。

【临床应用】

临床常用于乳腺癌、宫颈癌、肺癌、急性淋巴细胞型白血病等属气阴两伤或热胜阴虚者。

【复方应用】

治肺癌：天冬、对节巴各30g，甘草3g，水煎服，每日1剂。

【现代研究】

天冬含有多种化学成分，如天冬多糖、甾体皂苷、氨基酸、糠醛、黄酮、蒽醌、强心苷等。薯蓣皂苷元也是天冬的抗肿瘤活性成分，能抑制乳腺癌细胞的生存和增殖。

【注意事项】

虚寒泄泻及风寒咳嗽者禁服。忌鲤鱼。

参考文献

［1］宫兆燕，张君利．天冬活性化合物的提取及其药理活性研究进展［J］．医学综述，2018，24（24）：4938-4942.

［2］韦树根，马小军，柯芳，等．中药天冬研究进展［J］．湖北农业科学，2011，50（20）：4121-4124.

麦　冬

【来源】

麦冬为百合科植物麦冬的干燥块根。夏季采挖，洗净，反复暴晒、堆置，至七八成干，除去须根，干燥。

【性味归经】

味甘、微苦，性微寒。归心、肺、胃经。

【功能】

养阴生津，润肺清心。

【临床应用】

临床常用于鼻咽癌、白血病、肺癌等属阴虚者。

【复方应用】

治膀胱癌：麦冬、玄参、生地黄各 15～30g，苍术、黄柏、土茯苓、山豆根各 15g，蜂房 6g。水煎服，每日 1 剂。

【现代研究】

麦冬主要成分包括甾体皂苷、黄酮类、多糖类等。有学者研究麦冬皂苷诱导非小细胞肺癌细胞自噬，其机制可能与 PI3K/Akt/m TOR/p70S6K 通路有关。

【注意事项】

虚寒泄泻、风寒或寒痰咳喘者均禁服。

参考文献

［1］张璐欣，周学谦，李德坤，等.麦冬多糖的化学组成、分析方法和药理作用研究进展［J］.药物评价研究，2017，40（2）：279-284.

［2］孙晓媛，于凡，肖伟，等.麦冬现代应用的研究进展［J］.中国现代中药，2018，20（11）：1453-1458.

甘 草

【来源】

甘草为豆科植物甘草、胀果甘草或光果甘草的干燥根及根茎。春、秋两季采挖，除去须根，晒干。

【性味归经】

味甘，性平。归心、肺、脾、胃经。

【功能】

补脾益气，清热解毒，祛痰止咳，缓急止痛，调和诸药。

【临床应用】

用于者各种中晚期肿瘤属中气不足，气虚血衰者。

【现代研究】

在抗肿瘤研究中发现，甘草主要是通过诱导细胞凋亡、抗氧化和抗致突作用，以及免疫调节作用等抑制肿瘤细胞的增殖。甘草中的皂苷类成分甘草酸、甘草次酸不仅对肝癌、肺癌、乳腺癌等多种癌症具有抑制作用，还能与化疗药物联用增加药效。甘草中的黄酮类化合物主要包括甘草素、异甘草素、甘草查尔酮 A/E 等，是甘草抗肿瘤的主要活性成分，能够通过阻滞细胞周期、调控肿瘤细胞凋亡基因、抑制肿瘤细胞血管生成等机制抑制肿瘤细胞的增殖。研究发现用甘草查尔酮 A 处理人前列腺癌细胞 LNCa P 后，出现一系列细胞自噬的形态学表现，还发现甘草查尔酮 A 能使 Bcl-2 的表达下调，对 mTOR 信号通路产生抑制作用。有研究发现异甘草素（ISL）在小鼠 H22 肝癌荷瘤模型中具有诱导肝癌细胞凋亡的作用，其机制与上调 Bax，下调 Bcl-2 表达，增加 Cyt-c 从而导致 Caspase-3 活化有关。ISL 还可以诱导人乳腺癌细胞的凋亡。甘草次酸与全反式维甲酸联用，对于人肺癌细胞 PGCL3 细胞的侵袭和转移具有协同抑制作用。

【注意事项】

甘草不要多服、久服或当甜味剂嚼食（尤其是儿童），会产生类似肾上腺皮脂激素样的不良反应，使血钠升高，钾排出增多，导致高血压、低血钾症，出现浮肿、软瘫等临床表现。久服甘草，还会引起低血钙，出现缺钙性抽搐等症状，还可能引起肾上腺皮质小球带萎缩，导致肾上腺皮质机能减退等。但是，只要辨证准确，适当配伍利尿、理气药可防患于未然。如若出现不良反应，应立即停用甘草。

参考文献

［1］仇志坤，冯冰虹.甘草中主要有效成分的抗肿瘤和神经保护作用［J］.中国神经肿瘤杂志，2009，7（1）：70-76.

［2］王若宁，柳雨影，陈健，等.甘草酸、甘草次酸的抗肿瘤机制及其作为药物递送载体的研究进展［J］.中草药，2019，50（23）：5876-5886.

［3］黄雨婷，迟宗良，王姝梅，等.甘草中的黄酮类成分及其抗肿瘤活性研究进展［J］.中国新药杂志，2017，26（13）：1532-1537.

［4］刘代婷，徐巍.甘草查尔酮 A 抗肿瘤作用研究进展［J］.世界中医药，2016，11（10）：2194-2196，2199.

［5］邝佩霞，卜莺莺.异甘草素抗肿瘤作用及促凋亡机制

研究［J］.中南药学，2015，13（8）：806-810.

［6］高振北，康潇，许传莲.甘草次酸抗肿瘤作用机制的研究进展［J］.中国中药杂志，2011，36（22）：3213-3216.

菟丝子

【来源】

菟丝子为旋花科植物南方菟丝或菟丝子的干燥成熟种子。秋季果实成熟时采收植株，晒干，打下种子，除去杂质。

【性味归经】

味辛，性温。归肝、肾、脾经。

【功能】

补肾养肝，固精缩尿，明目，止泻，安胎。

【临床应用】

用于胃癌、骨癌、肺癌、鼻咽癌等以久病肾气虚为主者。

【复方应用】

治阴茎癌：菟丝子、枸杞子、五味子、鳖甲、地骨皮各30g，金樱子、车前子各15g，麦冬、生地黄各12g，甘草5g。水煎服，每日1剂。

【现代研究】

菟丝子乙醇提取物能显著改善肾阳虚证大鼠的免疫功能，具有很好的免疫调节作用。

【注意事项】

肾家多火，强阳不痿者忌之，大便燥结者亦忌之。

参考文献

[1] 徐何方，杨颂，李莎莎，等.菟丝子醇提物对肾阳虚证模型大鼠免疫功能的影响[J].中药材，2015，38（10）：2163-2165.

何首乌

【来源】

何首乌为蓼科植物何首乌的干燥块根，其藤茎称夜交藤。秋、冬两季叶枯萎时采挖，削去两端，洗净，个大的切成块，干燥。

【性味归经】

味苦、甘、涩，性温。归肝、心、肾经。

【功能】

解毒，消痈，润肠通便。

【现代研究】

已从何首乌中分离出二苯乙烯苷类、蒽醌类、黄酮类、磷脂类、苯丙素类等成分。何首乌蒽醌苷类化合物（AGPMT）具有明显的抗肿瘤作用，对环磷酰胺具有减毒增效作用，其抗肿瘤作用可能与提高机体免疫能力有关。6种常见的蒽醌类化合物大黄素、芦荟大黄素、大黄酸、大黄素甲醚、大黄素-8-O-β-D-葡萄糖苷、大黄酚抑制脂代谢关键转录因子SREBP1活性筛选中发现，其对肝癌细胞的抑制作用强弱有差异，顺序为大黄素＞大黄酸＞芦荟大黄素＞大黄素甲醚＞大黄素-8-O-β-D-葡萄糖苷＞大黄酚，其中，大黄素甲醚、大黄素和大黄酸对 SREBP1 mRNA 和蛋白水平的表达有抑制作用。将 5-Fu 与何首乌多糖 WPMP-2 结合，形成化合物 WPMP-2-5-Fu，发现其具有潜在结肠定位释药特性，对肿瘤细胞的细胞毒作用随着药物累计释放量的增加而增强，且可使 5-Fu 对机体免疫系统造成的毒副作用大大降低。有研究探讨广西产何首乌提取物及结构修饰物对人卵巢癌细胞 SKOV3 浸润转移相关能力的影响，结果发现无细胞毒作用浓度的没食子酸、大黄素甲基化产物、大黄素乙酰化产物能抑制人卵巢癌 SKOV3 细胞的运动迁移能力；大黄素、大黄素乙酰化产物能抑制人卵巢癌 SKOV3 细胞的黏附能力；没食子酸、大黄素、大黄素甲基化产物、大黄素乙酰化产物能抑制人卵巢癌 SKOV3 细胞的基质金属蛋白酶 MMP-2、MMP-9 的分泌。

【注意事项】

服用何首乌时不得同时食用动物血、无鳞鱼、葱、蒜、萝卜等。煎制何首乌时忌用铁器。

参考文献

［1］王浩，杨健，周良云，等.何首乌化学成分与药理作用研究进展［J］.中国实验方剂学杂志，2019，25（13）：192-205.

［2］孙桂波，邓响潮，郭宝江，等.何首乌蒽醌苷类化合物抗肿瘤作用研究［J］.中国新药杂志，2008（10）：837-841.

［3］朱艺，李琛，李洪亮，等.何首乌中相关蒽醌类化合物抗癌作用的研究进展［J］.中国实验方剂学杂志，2019，25（18）：196-205.

［4］李洪亮，刘明，汪选斌.何首乌对肿瘤脂代谢的影响［J］.世界科学技术－中医药现代化，2019，21（9）：1855-1861.

［5］张庆.何首乌多糖分离鉴定与免疫调节活性研究［D］.重庆：重庆大学，2017.

［6］吴华慧.何首乌抗肿瘤化合物及衍生物抑制卵巢细胞SKOV3侵袭转移实验研究［D］.南宁：广西医科大学，2011.

山 药

【来源】

山药为薯蓣科植物薯蓣的干燥根茎。冬季茎叶枯萎后采挖，切去根头，洗净，除去外皮及须根，用硫黄熏后，干燥；也有选择肥大顺直的干燥山药，置清水中，浸至无干心，闷透，用硫黄熏后，切齐两端，用木板搓成圆柱状，晒干，打光，习称"光山药"。

【性味归经】

味甘，性平。归脾、肺、肾经。

【功能】

补脾养胃，生津益肺，补肾涩精。

【临床应用】

可治疗食管癌、宫颈癌、鼻咽癌、淋巴瘤、白血病、乳腺癌、肝癌、胃癌等属久病气阴两虚者。

【现代研究】

山药中富含蛋白质、氨基酸、多糖、黏蛋白、皂苷、尿囊素等化学成分。有学者观察山药提取物联合树突状细胞－细胞因子诱导的杀伤细胞（DC-CIK）疗法对植入结肠癌 HT29 干细胞荷瘤裸鼠的治疗效果，结果发现山药提取物联合 DC-CIK 抑瘤效果最佳。纳米级山药多糖剂量升高，可促进肿瘤细胞凋亡蛋白 Caspase-3 和 Caspase-8 蛋白酶原活化，酶原降解增多，抑制肿瘤细胞生长，促进肿瘤细胞凋亡，降低细胞划痕愈合率，具有抗肿瘤活性。山药多糖在体内能显著提高荷瘤小鼠的 T 淋巴细胞增殖能力和 NK 细胞活性，同时还能明显提高小鼠脾脏细胞产生 IL-2 的能力和腹腔巨噬细胞产生 TNF-α 的能力。另有研究发现山药蛋白对 EC-109 癌细胞有很好的抑制作用。

【注意事项】

湿盛中满或有实邪、积滞者禁服。

参考文献

［1］董庆海，吴福林，王涵，等.山药的化学成分和药理作用及临床应用研究进展［J］.特产研究，2018，40（4）：98-103.

［2］孙雯雯，窦金霞，张琳，等.山药提取物联合 DC-CIK 细胞疗法对结肠癌 HT29 干细胞荷瘤裸鼠的体内抗肿瘤研究［J］.中草药，2017，48（7）：1362-1368.

［3］石亿心，于莲，翟美芳，等.纳米山药多糖对 4 种肿瘤细胞的作用［J］.中国现代应用药学，2016，33（8）：967-971.

［4］杨宏莉，李少春，张伟伟，等.山药多糖的药理作用［J］.医学研究与教育，2010，27（3）：80-82.

[5]牛春城,覃瑞,郭小华.山药黏蛋白的快速分离及其抗肿瘤活性的研究[J].轻工科技,2014,30(7):34-35,42.

石　斛

【来源】

石斛为兰科植物环草石斛、马鞭石斛、黄草石斛、铁皮石斛或金钗石斛的新鲜或干燥茎。全年均可采收,鲜用者除去根及泥沙;干用者采收后,除去杂质,用开水略烫或烘软,再边搓边烘晒,至叶鞘搓净,干燥。铁皮石斛剪去部分须根后,边炒边扭成螺旋形或弹簧状,烘干,习称耳环石斛。

【性味归经】

味甘,性微寒。归胃、肾经。

【功能】

益胃生津,滋阴清热。

【临床应用】

用于鼻咽癌、食管癌、胃癌等。

【现代研究】

铁皮石斛化学成分类别较多,包括多糖、芪类、氨基酸、生物碱、挥发油等,其中以多糖及芪类成分为主。铁皮石斛乙酸乙酯提取物经分离纯化后得到的活性成分对肝癌细胞 Hep G2、胃癌细胞 SGC-7901 和乳腺癌细胞 MCF-7 的增殖都有明显抑制效果。

【注意事项】

温热病早期阴未伤者、湿温病未化燥者、脾胃虚寒者均禁服。

参考文献

[1] 孙恒，胡强，金航，王元忠.铁皮石斛化学成分及药理活性研究进展[J].中国实验方剂学杂志，2017，23（11）：225-234.

[2] 郑秋平，邱道寿，刘晓津，等.铁皮石斛抗肿瘤活性成分的探究[J].现代食品科技，2014，30（5）：12-17.

巴戟天

【来源】

巴戟天为茜草科植物巴戟天的干燥根。全年均可采挖，洗净泥土，除去须根，晒至六七成干，捶扁，干燥；或先蒸约半小时后，再捶扁，干燥。

【性味归经】

味甘、辛，性微温。归肾、肝经。

【功能】

补肾阳，强筋骨，祛风湿。

【临床应用】

临床用治骨癌、胃癌、前列腺癌、白血病等属久病肾阳虚衰者。

【现代研究】

巴戟天的主要化学成分为蒽醌类化合物、环烯醚萜类化合物、寡糖类化合物三大类。巴戟天水提液含药血清可使肿瘤细胞凋亡，其机制可能与增强诱导肝癌细胞凋亡、细胞周期调控及凋亡相关基因表达的调控有关。将小鼠腋下接种 EAC、S180 及肝癌荷瘤瘤株，发现巴戟天水提物能抑制小鼠 EAC、S180、肝癌细胞在体内、外的生长，其机制与促进凋亡蛋白 Bax 的表达，减少抑制凋亡蛋白 Bcl-2 的表达有关。EGFR、HER-2 已被证实可作为肺癌、乳腺癌、胃癌等癌症的治疗靶点，巴戟天水提液对体外培养骨肉瘤细胞 EGFR 和 HER-2 蛋白表达有明显抑制作用，具有一定抗骨肉瘤作用。

【注意事项】

①巴戟天性温，故属外感热病、实热内炽、阴虚火旺、血虚血热等证者不宜单味药大量长期服用。风湿痹痛属热证者不宜单味药大量服用。②巴戟天有促进性成熟，增强性器官重量的作用，故婴幼儿不宜单味药大量长期服用。③孕妇不宜大量长期服用。④本品不宜与强心苷合用，因其可导致心脏对强心苷敏感性增高，产生强心苷中毒；不宜与降压药利舍平、降压灵等合用。

参考文献

［1］赖满香，阮志燕，许意平.补肾中药巴戟天药理作用研究进展［J］.亚太传统医药，2017，13（1）：63-64.

［2］张学新，肖柳英，潘竞锵.巴戟天对小鼠肿瘤细胞增殖及 Bax、Bcl-2 蛋白表达的影响［J］.中药材，2011，34（4）：

598-601.

　　[3] 伊力扎提·哈利福. 巴戟天水提液对体外骨肉瘤细胞中 EGFR 和 HER-2 蛋白表达的影响 [D]. 北京：北京中医药大学，2019.

黄　芪

【来源】

黄芪为豆科植物蒙古黄芪或膜荚黄芪的干燥根。春、秋季采挖，除去须根及根头，晒干。

【性味归经】

味甘，性温。归肺、脾经。

【功能】

补气固表，利尿，托毒排脓，敛疮生肌。

【临床应用】

临床用治唇癌、舌癌和消化道肿瘤等属气虚水停者。

【现代研究】

从黄芪中分离得到的化合物有黄酮类、多糖类、皂苷类等。现代药理研究表明，黄芪具有促进机体代谢，促进血清和肝脏蛋白质的更新，增强和调节机体免疫等作用。临床观察发现，黄芪及其多种化学成分具有增强肿瘤患者免疫力，延长生存期的作用，目前研究主要集中在增强免疫功能、抑制肿瘤细胞增殖、促进肿瘤细胞凋亡、抑制肿瘤血管生成、清除和抑制自由基、逆转耐药肿瘤细胞耐药等方面，并取得了大量研究成果。黄芪甲苷为黄芪的主要有效成分，多项药理研究已证实黄芪甲苷具有抗肿瘤活性。黄芪甲苷可以通过促进巨噬细胞内 STAT1 发生磷酸化，进而诱导巨噬细胞向 M1 型巨噬细胞发生极化，并启动巨噬细胞相关抗肿瘤免疫应答。研究黄芪甲苷（AS-IV）和人参皂苷 CK（GCK）被肿瘤细胞摄取和抗肿瘤药效的影响，结果表明配伍 AS-IV 后，GCK 对 A549 细胞的生长抑制作用增强，肿瘤细胞对 GCK 的摄取增加，且随着 AS-IV 比例的升高，效果更加显著。利用 MTT 方法检测黄芪甲苷单药，以及与贝伐单抗联合应用对肺癌细胞系 A549 细胞增殖能力的影响，体外研究结果显示，黄芪甲苷能够增强 A549 细胞的黏附能力并抑制其转移和侵袭，这一过程是通过抑制细胞自噬发生的，而贝伐单抗有较弱的促进自噬发生的作用，两者联合应用较单用贝伐单抗具有更强的抗肿瘤细胞增殖作用。黄芪多糖可增强机体免疫功能，通过靶向调控肿瘤微环境的细胞、细胞因子及细胞外基质，抑制肿瘤微环境的炎症反应，诱导细胞凋亡，以及逆转化疗耐药性，达到抗肿瘤效果。黄芪多糖诱导的树突状细胞肿瘤疫苗在荷瘤小鼠体内可有效发挥抑瘤作用，延长荷瘤小鼠生命，其机制可能与促进荷瘤小鼠产生抗肿瘤细胞因子 IL-12、TNF-α 有关。

【注意事项】

凡外感初起、无汗、食积内停、阴虚阳亢、热毒炽盛者均不宜用。患者在服用黄芪时不可擅自加大剂量，否则高血压等不良反应发生的概率会明显增加。

参考文献

[1] 孙政华, 邵晶, 郭玫. 黄芪化学成分及药理作用研究进展 [J]. 中医临床研究, 2015, 7 (25): 22-25.

[2] 邓晓霞, 李清宋, 陈中, 等. 黄芪抗肿瘤作用机制的研究进展 [J]. 中药新药与临床药理, 2016, 27 (2): 307-312.

[3] 张乔, 张琦, 李静. 黄芪甲苷抗肿瘤作用研究进展 [J]. 中医药信息, 2019, 36 (1): 129-132.

[4] 王莉新, 吴文斌, 胥孜杭, 等. 黄芪甲苷通过诱导 M1 型巨噬细胞极化发挥抗肿瘤作用的机制 [J]. 中国实验方剂学杂志, 2019, 25 (14): 19-24.

[5] 汪晶, 杨蕾, 金鑫, 等. 黄芪甲苷对人参皂苷 CK 肿瘤细胞摄取及抗肿瘤作用的影响 [J]. 中草药, 2016, 47 (13): 2308-2312.

[6] 庞歆桥, 王婧, 姚婷, 等. 黄芪甲苷通过调节细胞自噬增强贝伐单抗在肺癌细胞系 A549 中抗肿瘤作用机制的研究 [J]. 临床与病理杂志, 2016, 36 (3): 220-225.

[7] 陆婷婷, 柯玲玲. 黄芪多糖靶向肿瘤微环境的抗肿瘤作用机制 [J]. 江西中医药大学学报, 2019, 31 (1): 107-111.

[8] 邱波, 荆雪宁, 武继彪, 等. 黄芪多糖诱导的树突状细胞疫苗对 S180 荷瘤小鼠抗肿瘤作用研究 [J]. 南京中医药大学学报, 2015, 31 (1): 44-47.

续　断

【来源】

续断为川续断科植物川续断的干燥根。秋季采挖除去根头，用微火烘至半干，堆置"发汗"至内部变绿色时，再烘干。

【性味归经】

味苦、辛，性微温。归肝、肾经。

【功能】

补肝肾，强筋骨，续折伤，止崩漏。

【临床应用】

临床用治骨癌、宫颈癌、子宫肌瘤等属久病肾阳虚衰者。

【现代研究】

川续断的化学成分比较复杂，主要含有的化学成分有挥发油类、生物碱类、环烯醚萜类、三萜皂苷类。川续断的水煎液20g/kg灌胃能提高小鼠耐缺氧能力，延长小鼠负重游泳持续时间，促进小鼠巨噬细胞吞噬功能。

【注意事项】

初痢勿用，怒气郁者禁用。

参考文献

［1］罗鹏.川续断化学成分及药理作用研究进展［J］.化工管理，2015（19）：199.

［2］高秀芝，马鲁豫，金艳霞，等.川续断化学成分及

药理作用研究进展［J］.亚太传统医药，2010，6（7）：142-146.

五味子

【来源】

五味子为木兰科植物五味子的干燥成熟果实。习称"北五味子"。秋季果实成熟时采摘，晒干或蒸后晒干，除去果梗及杂质。

【性味归经】

味酸、甘，性温。入肺、心、肾经。

【功能】

收敛固涩，益气生津，补肾宁心。

【临床应用】

临床用治各型肿瘤属久病气阴两虚者。

【现代研究】

五味子果实、种子、根、藤茎、叶等药用部位主要包含木脂素类、挥发油类、三萜类、多糖类及黄酮类化合物，其中木脂素类为五味子中的主要特征性活性成分。研究表明，五味子多糖能够通过上调肾细胞肿瘤中 B 淋巴细胞瘤 Bax 和肿瘤蛋白 p53 水平，下调 Bcl-2 水平，降低内皮生长因子（VEGF）、血小板 – 内皮细胞黏附分子 CD31 和 CD34 的含量达到抗肿瘤作用。五味子乙素是五味子抗肿瘤的有效成分，在多个方面能够发挥抗肿瘤作用，如抗氧化及清除自由基、逆转肿瘤细胞多药耐药、抗肿瘤药物增敏、抑制肿瘤血管生成、促进肿瘤细胞凋亡、抑制肿瘤细胞侵袭和转移等。五味子乙素能通过多种信号传导途径增强肺癌细胞对 TRAIL 的敏感性，即一方面抑制抗凋亡蛋白 FLIP 的降解，另一方面通过内质网应激反应刺激 CHOP 基因表达，CHOP 则进一步促进 DR5 的转录激活与 Chac1 的表达。有研究发现五味子多糖有一定的抗肿瘤作用，在一定程度上促进肿瘤细胞的凋亡，且其瘤内及瘤周炎症反应较明显，推测五味子多糖与细胞凋亡及免疫细胞活化有关。有实验通过将小鼠随机分成常规组、生理盐水组、环磷酰胺（CP）组，以及五味子多糖高、中、低三种不同剂量组；使用药物 7 天后发现五味子多糖能改善荷瘤小鼠体内红细胞膜的状态，使红细胞膜的稳定性及吸附肿瘤细胞的能力得到提升，进而达到抗肿瘤的目的。

【注意事项】

外有表邪，内有实热，或咳嗽初起、痧疹初发者忌服。

参考文献

［1］刘杰，徐剑，郭江涛.五味子活性成分及药理作用研究进展［J］.中国实验方剂学杂志，2019，25（11）：206–215.

［2］Hai-Ming Qu, Shi-Jian Liu, Chun-Ying Zhang. Antitumor and antiangiogenic activity of Schisandra chinensis polysaccharide in a renal cell carcinoma model⌊J⌋. International Journal of Biological Macromolecules，2014，66：52–56.

［3］吕红，苏子博，潘正，等.五味子乙素抗肿瘤及其他生物学作用研究进展［J］.吉林医药学院学报，2015，36（2）：138–141.

[4] 任丽佳. 五味子乙素增强肿瘤细胞敏感性分子机制研究 [D]. 南京：南京中医药大学，2012.

[5] 陈雯，刘宝瑞. 五味子多糖的抗肿瘤研究进展 [J]. 中医临床研究，2012，4（14）：24-25.

[6] 姜恩平，王卓，王森，等. 五味子多糖在动物体内抗肿瘤作用的实验研究 [J]. 继续医学教育，2014，28（11）：57-59.

枸　杞

【来源】

枸杞为茄科植物宁夏枸杞的干燥成熟果实。夏、秋两季果实呈红色时采收，热风烘干，除去果梗。或晾至皮皱后，晒干，除去果梗。

【性味归经】

味甘，性平。归肝、肾经。

【功能】

滋补肝肾，益精明目。

【临床应用】

临床常用治鼻咽癌、肺癌、肝癌、直肠癌、白血病、骨癌、阴道癌、外阴癌、皮肤癌等属阴虚血热者。

【现代研究】

枸杞子所含化学成分有多糖、类胡萝卜素及类胡萝卜素酯、维生素C、类黄酮等。一般认为枸杞多糖是其主要生物活性成分，主要由阿拉伯糖、葡萄糖、半乳糖、甘露糖、木糖、鼠李糖6种单糖组成。枸杞子多糖可以促进正常小鼠胸腺和脾脏重量，小鼠红细胞 SOD 及 GS-Px 活性均明显增高，能明显降低 CCl₄ 中毒小鼠肝组织丙二醛含量。通过实验发现 4 种枸杞多糖均一体均能对小鼠免疫功能起到调节作用。有研究观察枸杞多糖（LBP）对实验性肝癌小鼠肿瘤细胞死亡分子 Fas 配体（FasL）表达的影响，发现 LBP 抗实验性肝癌的效应可能与其能抑制 FasL 表达，减少免疫活性细胞凋亡有关；一定剂量的 LBP 能显著抑制移植性肉瘤 S180 的生长，且能明显增强荷瘤鼠巨噬细胞吞噬指数，增加脾细胞抗体生成，提高荷瘤鼠脾细胞转化功能和细胞毒性 T 淋巴细胞（CTL）的杀伤能力。在一定质量浓度下，LBP 可显著提高巨噬细胞对肿瘤细胞的杀伤能力并增强巨噬细胞 TNF-α 的分泌，提示 LBP 除可以直接增强巨噬细胞的吞噬功能，还可能通过促进巨噬细胞分泌 TNF-α 间接杀伤肿瘤细胞，可作为生物反应调节剂，发挥免疫调节功能而增强抗肿瘤作用。不同浓度的 LBP 对人前列腺癌 DU-145 细胞有抑制作用，并呈时间和剂量依赖性；细胞阻滞于 G0/G1 期，随着 LBP 浓度的增加，凋亡细胞增加，呈现一定的剂量 - 反应关系，表明 LBP 对人前列腺癌 DU-145 细胞增殖有抑制作用。

【注意事项】

脾虚便溏者慎服。

参考文献

［1］滕俊，袁佳，叶莎莎.枸杞子化学成分及药理作用相关性概述［J］.海峡药学，2014，26（6）：36-37.

［2］成日华，李焕德.枸杞多糖抗肿瘤机制研究进展［J］.

中南药学，2011，9（12）：921-923.

［3］江旭锋.枸杞子化学成分及其药理学研究概况［J］.江西中医学院学报，2013，25（3）：98-100.

［4］何彦丽，杜标炎，王慧锋，等.枸杞多糖对实验性肝癌小鼠肿瘤细胞 FasL 表达的影响及其抗肿瘤作用机制［J］.广州中医药大学学报，2010，27（2）：126-129+201.

［5］李海波，梅之南，朱帆.枸杞多糖抗肿瘤作用免疫学机理的探讨［J］.中国医院药学杂志，2005（2）：22-24.

［6］董永杰，单铁英，许忠新，等.枸杞多糖对人外周血巨噬细胞抗肿瘤作用的影响［J］.现代中西医结合杂志，2009，18（35）：4328-4329.

［7］李卓能，张靖，周敦金，等.枸杞多糖对人前列腺癌DU-145细胞株体外抗肿瘤作用［J］.公共卫生与预防医学，2013，24（5）：3-6.

杜　仲

【来源】

杜仲为杜仲科植物杜仲的干燥树皮。4～6月剥取，刮去粗皮，堆置"发汗"至内皮呈紫褐色，晒干。

【性味归经】

味甘，性温。归肝、肾经。

【功能】

补肝肾，强筋骨，安胎。

【临床应用】

治疗甲状腺癌、尿道肿瘤、白血病、食管癌等属久病肾阳虚衰者。

【现代研究】

杜仲所含化学成分包括木脂素类、环烯醚萜类、苯丙素类、黄酮类、多糖类、抗真菌蛋白等。有研究报道，杜仲所含京尼平苷酸甲酯具有抗肿瘤作用。有实验通过检测 H22 荷瘤小鼠血清中 SOD 和 MDA 水平，发现杜仲总黄酮能升高 H22 荷瘤小鼠血清 SOD，表明杜仲总黄酮抗肿瘤机制可能与清除自由基有一定关联。有研究发现，肝癌 H22 移植瘤小鼠血清 IL-2 水平较正常小鼠显著降低，而给予杜仲黄酮后，荷瘤小鼠血清 IL-2 水平明显升高，说明杜仲黄酮可改善荷瘤小鼠免疫指标，提高机体抗肿瘤能力。机制可能与其增强荷瘤小鼠免疫功能，调节 IL-2 和 TNF-α 等细胞因子的分泌，提高机体抗氧化能力有关。除黄酮类外，杜仲叶多糖也具有良好的体外抗氧化和抑瘤活性。杜仲水提物能抑制过氧化氢、Fe^{3+}、EDTA 等对脱氧核糖、DNA 等造成的氧化损伤，起到防治癌症的效果。

【注意事项】

炒用破坏其胶质，更利于有效成分煎出，故比生用效果好。本品为温补之品，阴虚火旺者慎用。

参考文献

[1] 王娟娟，秦雪梅，高晓霞，等.杜仲化学成分、药理活性和质量控制现状研究进展[J].中草药，2017，48（15）：

3228-3237.

［2］梁依芳.杜仲的现代研究进展［J］.中国中医药现代远程教育，2016，14（23）：151-152.

［3］袁带秀，舒丽霞，黄荣.杜仲总黄酮对荷瘤小鼠的抗肿瘤作用［J］.中国临床药理学与治疗学，2014，19（12）：1332-1336.

［4］袁带秀，舒丽霞，黄蓉.杜仲黄酮对 H22 小鼠的抑瘤作用及其机制［J］.中国老年学杂志，2016，36（2）：291-293.

［5］雷燕妮，张小斌，陈书存.杜仲叶多糖的制备及其体外活性［J］.西北农林科技大学学报（自然科学版），2020（11）：1-7.

［6］马山，卢少海，田景振.杜仲药效成分和药理学的研究概况［J］.食品与药品，2013，15（6）：449-451.

桑寄生

【来源】

桑寄生为桑寄生科植物桑寄生的干燥带叶茎枝。冬季至次春采割，除去粗茎，切段，干燥，或蒸后干燥。

【性味归经】

味苦、甘，性平。归肝、肾经。

【功能】

补肝肾，强筋骨，祛风湿，安胎元。

【临床应用】

临床用治膀胱癌、鼻咽癌、骨肉瘤、胃肠道肿瘤等属久病肾阴虚衰者。

【现代研究】

桑寄生的主要化学成分为桑寄生总黄酮，并含有挥发油类、凝集素、维生素和微量元素等成分。有研究发现桑寄生凝集素既能抑制肿瘤细胞的生长，还可以提高机体免疫力，使机体产生抵抗肿瘤能力。

参考文献

［1］管俊，崔瑛.桑寄生药理作用及临床应用研究进展［J］.河北中医，2017，39（3）：460-463.

［2］潘鑫，刘山莉.中药桑寄生凝集素的分离及体外抗肿瘤活性的研究［J］.天然产物研究与开发，2006（2）：210-213.

女贞子

【来源】

女贞子为木犀科植物女贞的干燥成熟果实。冬季果实成熟时采摘，除去枝叶，稍蒸或置沸水中略烫后干燥；或直接干燥。

【性味归经】

味甘、苦，性凉。归肝、肾经。

【功能】

滋肾益肝，乌须明目。

【临床应用】

临床用治膀胱癌、肺癌、骨癌、鼻咽癌、白血病等属久病肾阴亏虚者。

【现代研究】

女贞子主要含有萜类、黄酮类、苯乙醇苷类、挥发油、磷脂、多糖、脂肪酸、氨基酸、微量元素等化学成分。女贞子提取物对人结肠癌、人肝癌细胞均有抑制作用，且对人肝癌细胞的抑制作用更明显。采用 MTT 法观察女贞子多糖对人肝癌细胞 SMMC-7721 增殖的影响，ConA 刺激 T 淋巴细胞法研究女贞子多糖的免疫刺激作用，发现女贞子多糖具有抗实体肿瘤的作用，女贞子多糖抗实体瘤的作用与其提高机体免疫，改善机体免疫能力而抑制肿瘤细胞生长有关。女贞子的抗肿瘤作用可能与其中含有的熊果酸抑制血管生长因子表达，进一步抑制肿瘤血管新生有关。有研究通过 ELISA 实验和免疫组织化学实验证实，女贞子提取物中的熊果酸可以抑制血管生长因子 VEGF、TGF-α 的表达，从而抑制肿瘤细胞恶性增殖作用。有报道称女贞子可通过逆转肿瘤细胞对巨噬细胞功能的抑制从而发挥抗肿瘤作用，并且对正常的纤维细胞没有增殖作用，通过抑制基质金属蛋白酶 -7 的分泌而起到对肿瘤细胞的抑制和抗转移作用。

【注意事项】

脾胃虚寒泄泻及阳虚者忌服。

参考文献

［1］刘亭亭，王萌 . 女贞子化学成分与药理作用研究进展

[J].中国实验方剂学杂志，2014，20（14）：228-234.

　　［2］魏祥燕，王国娟，王桦影，等.女贞子药理作用研究进展［J］.上海中医药杂志，2017，51（8）：106-108.

　　［3］毕莹，赵源，李知晓，等.中药女贞子的研究进展［J］.吉林中医药，2019，39（8）：1117-1120.

　　［4］王沛君，王森业，徐瑞芳，等.女贞子提取物中齐墩果酸含量及抗肿瘤活性研究［J］.食品研究与开发，2019，40（21）：76-82.

　　［5］李璘，邱蓉丽，程革，等.女贞子多糖抗肿瘤作用研究［J］.中国药理学通报，2008，24（12）：1619-1622.

　　［6］高福君.女贞子提取物抑制人肝癌细胞血管生长因子表达作用研究［J］.中国实验方剂学杂志，2011，17（2）：139-142.

　　［7］于东波，张宏方，郑玉，等.女贞子对免疫相关调节作用研究进展［J］.中国中医药现代远程教育，2016，14（7）：150，3-4.

大　枣

【来源】

大枣为鼠李科枣属植物枣的干燥成熟果实。秋季果实成熟时采收，晒干。其根、树皮亦入药，随时可采。

【性味归经】

味甘，性温。归脾、胃经。

【功能】

果（大枣）补中益气，养血安神。

【临床应用】

治疗胃癌、食管癌、白血病等属久病气阴亏虚者。

【现代研究】

从大枣中先后分离得到三萜类、皂苷类、生物碱类、黄酮类、糖苷类、核苷类、糖类、蛋白质、氨基酸类、维生素类、酰胺类、有机酸类、甾体类等化学成分。有实验分析了给予大枣提取物的小鼠 DNA 片段，证实了大枣提取物可以诱导肿瘤细胞死亡。大枣多糖具有较强的抗肿瘤作用，其抗肿瘤机制有两种。一种是具有生物活性的大枣多糖通过激活和增强机体的免疫系统，从而诱导细胞分化；另一种机制是通过大枣多糖的细胞毒性，直接杀死肿瘤细胞。在体外通过 MTT 法检测大枣多糖提取物和丹皮酚肿衍生物 2- 甲氧基 -4- 羟基 -5- 乙酰基偶氮苯 -4′- 肿酸（R2）单独及联合应用对人肝癌细胞株 Hep G2 的增殖和活力的影响，发现大枣多糖提取物可显著抑制肝癌细胞的增殖，并诱导癌细胞凋亡，从而实现其抗肿瘤作用。体外抗肿瘤结果表明，不同含量与不同组分的大枣多糖（甘露糖、鼠李糖、半乳糖、半乳糖醛酸、阿拉伯糖和葡萄糖）均能抑制人类 Hep G2 细胞的生长，且不同组分的大枣多糖抑制作用存在明显差异，提示大枣多糖有预防和治疗肝癌的可能性。

【注意事项】

凡湿盛、痰凝、食滞、虫积及齿病者，慎服或禁服。

参考文献

[1] 吴国泰，何小飞，牛亭惠，等. 大枣的化学成分、药理及应用 [J]. 中国果菜，2016，36（10）：25-28.

［2］刘世军，唐志书，崔春利，等.大枣化学成分的研究进展［J］.云南中医学院学报，2015，38（3）：96-100.

［3］裘森，熊中奎，吕梦宇.大枣多糖的药理作用研究进展［J］.中国现代医生，2018，56（22）：161-164.

［4］辛娟.大枣多糖的提取与丹皮酚肿衍生物联合抗肿瘤的体内外实验研究［D］.重庆：重庆大学，2005.

［5］Wang Y，Liu X，Zhang J，et al. Structural characterization and in vitro antitumor activity of polysaccharides from Ziziphus jujuba cv. Muzao［J］. RSC Advances，2015，5（11）：7860-7867.

阿　胶

【来源】

阿胶为马科动物驴的干燥皮或鲜皮经煎煮、浓缩制成的固体胶。

【性味归经】

味甘，性平。归肺、肝、肾经。

【功能】

补血滋阴，润燥止血。

【临床应用】

临床用治肺癌、白血病、宫颈癌等属久病阴血亏虚者。

【现代研究】

阿胶含有明胶，以及蛋白质赖氨酸、组氨酸、精氨酸、苏氨酸等多种有效成分。复方阿胶浆通过调节细胞分化、生长、增殖和凋亡来抑制肿瘤，并且因其能增加造血和增强免疫力，可以作为辅助用药。

参考文献

[1]吴海燕，孙佳明，张辉.阿胶的研究进展［J］.吉林中医药，2016，36（1）：57-60.

［2］杜怡波，樊慧蓉，阎昭.阿胶的化学成分及药理作用研究进展［J］.天津医科大学学报，2018，24（3）：267-270.

蛤 蚧

【来源】

蛤蚧为壁虎科动物蛤蚧除去内脏的干燥体。全年均可捕捉，除去内脏，拭净，用竹片撑开，使全体扁平顺直，低温干燥。

【性味归经】

味咸，性平。归肺、肾经。

【功能】

补肺益肾，纳气定喘，助阳益精。

【现代研究】

中药蛤蚧的化学成分主要有氨基酸、脂类、微量元素等。有研究通过蛤蚧对S180肉瘤小鼠抑瘤效应及免疫功能的影响，发现蛤蚧可以明显延长小鼠生命，减轻瘤重，抑瘤效果明显；其可增高脾重和T、B淋巴细胞数量，有效地促进小鼠免疫系统增强。蛤蚧肽与环磷酰胺联合应用时，蛤蚧肽能够使受环磷酰胺抑制的S180肉瘤小鼠腹腔的巨噬细胞杀瘤活性、Hepa1-6

荷瘤小鼠腹腔的巨噬细胞吞噬功能，以及它们脾淋巴细胞增殖能力和 NK 细胞活性得到改善，并能显著提高环磷酰胺抑瘤率。

参考文献

［1］臧皓，张海丰，徐倩，等．蛤蚧的化学成分及药理作用［J］.吉林中医药，2016，36（9）：919–921.

［2］尤琪，韩世愈，黄明莉．蛤蚧对 S180 荷肉瘤小鼠的抑瘤作用及对免疫系统的影响［J］.哈尔滨医科大学学报，2005（5）：402–404.

［3］席玮，谢裕安，杨帆，等．蛤蚧肽对荷瘤小鼠的免疫调节及抗肿瘤作用［J］.内科，2011，6（1）：5–8.

当　归

【来源】

当归为伞形科植物当归的干燥根。秋末采挖，除去须根及泥沙，待水分稍蒸发后，捆成小把，上棚，用烟火慢慢熏干。

【性味归经】

味甘、辛，性温。归肝、心、脾经。

【功能】

补血活血，调经止痛，润肠通便。

【临床应用】

对肝癌及白血病有确切疗效，与其他药配合治疗癌瘤属久病血虚血瘀者。

【现代研究】

当归中分离出的化合主要包括挥发油、有机酸类、多糖及黄酮等。通过研究发现当归与蛇床子配伍具有很强的抑制人乳腺癌细胞增生作用。当归内酯能显著抑制小鼠 H22 肝癌移植瘤的生长作用，有良好抗肿瘤活性。

【注意事项】

热盛出血者禁服，湿盛中满及大便溏泄者慎服。

参考文献

［1］曹颜冬. 当归化学成分及药理作用的分析［J］. 世界最新医学信息文摘，2019，19（2）：93，95.

［2］赵静，夏晓培. 当归的化学成分及药理作用研究现状［J］. 临床合理用药杂志，2020，13（6）：172–174.

［3］韩涛，胡鹏斌. 当归提取物抗肿瘤研究进展［J］. 中医临床研究，2014，6（29）：139–141.

党　参

【来源】

党参为桔梗科植物党参、素花党参或党参的干燥根。秋季采挖，洗净，晒干。

【性味归经】

味甘，性平。归脾、肺经。

【功能】

补中益气，健脾益肺。

【现代研究】

党参主要含有生物碱、炔类、萜类、黄酮类、糖类等化学成分。党参酸性多糖是一种潜在的预防肿瘤转移的候选化合物，能抑制人卵巢上皮肿瘤 HO-8910 细胞的侵袭、迁移、黏附。党参总多糖 CPP 单独作用时能显著抑制人结肠癌细胞 HCT116 的增殖，与 TRAIL 共同处理时具有显著协同抑制 HCT116 细胞增殖的作用。而党参多糖各分段单独作用或与 TRAIL 共同作用时，对 HCT116 细胞增殖的抑制作用不显著，说明在党参多糖各分段间可能存在协同作用。有研究发现，党参脂溶性成分、党参皂苷对动物瘤株 P388、EC 及 Hep 有较明显抑制作用。

【注意事项】

应用党参与人参一样，不宜与萝卜和茶叶等同食，以免影响其补益之功。

参考文献

［1］刘美霞，戚进，余伯阳．党参药理作用研究进展［J］．海峡药学，2018，30（11）：36-39.

［2］谢琦，程雪梅，胡芳弟，等．党参化学成分、药理作用及质量控制研究进展［J］．上海中医药杂志，2020，54（8）：94-104.

［3］朱瑞．党参多糖的分析及抗肿瘤活性研究［D］．长春：东北师范大学，2013.

　　［4］王俊淇，邱维霞，周国林，等．党参皂苷及党参脂抗肿瘤与抗菌实验研究［J］．中兽医医药杂志，1999（1）：3-5.

淫羊藿

【来源】

　　淫羊藿为小檗科植物淫羊藿、箭叶淫羊藿、柔毛淫羊藿、巫山淫羊藿或朝鲜淫羊藿的干燥地上部分。夏、秋间茎叶茂盛时采割，除去粗梗及杂质，晒干或阴干。

【性味归经】

　　味辛、甘，性温。归肝、肾经。

【功能】

　　补肾阳，强筋骨，祛风湿。

【现代研究】

　　淫羊藿属植物中含有黄酮、木脂素、苯酚苷、生物碱、多糖等多种化学成分。有研究发现淫羊藿素对乳腺癌有双重作用，对前列腺癌、人骨肉瘤、膀胱癌、结肠直肠癌和非小细胞肺癌有抑制作用，其机制是通过促进肿瘤细胞凋亡和坏死、干预肿瘤相关信号通路、调节靶基因的表达、诱导细胞周期停滞、抑制肿瘤血管生成及炎症信号等途径实现。淫羊藿的主要单体成分为淫羊藿苷，淫羊藿苷的抗肿瘤作用主要集中于其抑制肿瘤细胞增殖、诱导分化、促进凋亡及增加机体免疫力方面。有报道淫羊藿苷能抑制人肝癌细胞 SMMC7721 和 Hep G2 等的增殖、诱导细胞凋亡；淫羊藿苷能明显抑制食管癌细胞 Eca-109

和 TE-13 在裸鼠体内的生长。有研究者采用 MTT 法、NBT 染色法、TRAP-PCR、RT-PCR 法和流式细胞术实验发现，淫羊藿苷显著抑制 HL-60 细胞端粒酶活性，并从基因 – 蛋白 – 细胞效应水平揭示了其调节端粒酶活性的可能机制。

参考文献

［1］袁航，曹树萍，陈抒云，等.淫羊藿的化学成分及质量控制研究进展［J］.中草药，2014，45（24）：3630-3640.

［2］赖丽娟，谢佳丽，黄志华.淫羊藿素的抗肿瘤作用及机制研究进展［J］.中药药理与临床，2016，32（6）：235-238.

［3］马婷，王丽娜，李子坚，等.淫羊藿苷抗肿瘤作用的研究进展［J］.现代肿瘤医学，2017，25（9）：1505-1508.

［4］张季林，杨硕，徐彭.淫羊藿活性成分抗肿瘤作用的研究进展［J］.实用中西医结合临床，2017，17（5）：163-165.

［5］赵文静，王历，王芝兰，等.淫羊藿的药理作用及临床应用研究进展［J］.中医药信息，2016，33（2）：105-108.

吴茱萸

【来源】

吴茱萸为芸香科植物吴茱萸、石虎或疏毛吴茱萸干燥将近成熟果实。8～11月果实尚未开裂时，剪下果枝，晒干或低温干燥，除去枝、叶、果梗等杂质。

【性味归经】

味辛、苦，性热；有小毒。归肝、脾、胃、肾经。

【功能】

散寒止痛，降逆止呕，助阳止泻。

【现代研究】

吴茱萸碱能抑制多种肿瘤细胞增殖，通过 Caspase 或其他调控因素诱导肿瘤细胞凋亡坏死；抑制肿瘤细胞血管生成，阻止肿瘤细胞迁移和侵袭。吴茱萸碱衍生物 END 和 EAD 都具有抗小细胞肺癌细胞 H1688 活性，END 抗肿瘤活性比母体药物 EVO 更显著。吴茱萸碱衍生物的纳米磷脂复合物 ENPD 和 EAPD 增强了药物抗肿瘤作用。经肠菌群转化后提取液中吴茱萸碱的含量逐渐增加，抗肿瘤能力也随着含量的增加而增加，并在转化后 24 小时吴茱萸碱的抗肿瘤能力达到最大，肿瘤抑制率最高可达 73.5%。吴茱萸碱联合放疗明显抑制胃癌 BGC823 细胞裸鼠移植瘤的生长，其机制可能为降低 Her-2 表达，抑制 PI3K/Akt 通路，调节下游分子 Bcl-2/Bax，从而促进细胞的凋亡。

参考文献

［1］张志仙，蒋美玲，王欣慧，等.吴茱萸碱的药理学研究进展［J］.现代生物医学进展，2014，14（21）：4189-4191，4195.

［2］江雪均.吴茱萸碱衍生物及其纳米制剂对 H1688 小细胞

肺癌细胞株抗肿瘤作用研究［D］.重庆：重庆医科大学，2019.

　　［3］韩洁，田维毅.肠菌群转化的吴茱萸提取物抗肿瘤活性分析［J］.现代免疫学，2014，34（2）：133-135.

　　［4］胡成琦.吴茱萸碱联合放疗对胃癌BGC823细胞移植瘤模型抗肿瘤作用的影响［D］.兰州：兰州大学，2015.

　　［5］文丽梅，马超英，余德林，等.吴茱萸的化学成分和药理作用研究进展［J］.中华中医药学刊，2012，30（9）：1976-1977.

山茱萸

【来源】

山茱萸为山茱萸科植物山茱萸的干燥成熟果肉。秋末冬初果皮变红时采收果实，用文火烘或置沸水中略烫后，及时除去果核，干燥。

【性味归经】

味酸、涩，性微温。归肝、肾经。

【功能】

补益肝肾，涩精固脱。

【现代研究】

山茱萸的主要药效成分为环烯醚萜及其苷、三萜、黄酮、鞣质、有机酸、多糖等。山茱萸多糖对S180肉瘤小鼠有明显抑瘤作用，可以使外周血CD_4^+T细胞数量增加，CD_8^+T细胞数量降低，并能提高IL-2水平，降低IL-4水平，且与剂量和浓度呈正相关。采用 MTT 法分析纯化后的山茱萸多糖对人肝癌 Hep G2 细胞的增殖抑制作用，结果表明纯化后的山茱萸多糖对人肝癌 Hep G2 细胞增殖有较好抑制效果。山茱萸提取物在体内外对 Lewis 肺癌细胞均有抑制作用，对 Lewis 肺癌细胞处理 48 小时后，细胞周期阻滞在 G0/G1 期。山茱萸提取物 400mg/kg 组小鼠体内瘤的质量、肺转移灶数均显著降低，小鼠血清中癌胚抗原含量明显降低（$P < 0.05$）。山茱萸总皂苷能抑制白血病 K562 细胞生长，促进 K562 细胞凋亡。在一定剂量范围内，山茱萸总皂苷的作用随着作用时间和药物浓度的增加而增强；山茱萸总皂苷诱导 K562 细胞凋亡的作用可能与 Bax、Caspase-3 的表达增加有关。

参考文献

［1］周迎春，张廉洁，张燕丽.山茱萸化学成分及药理作用研究新进展［J］.中医药信息，2020，37（1）：114-120.

［2］杨明明，袁晓旭，赵桂琴，等.山茱萸化学成分和药理作用的研究进展［J］.承德医学院学报，2016，33（5）：398-400.

［3］荆宁宁.山茱萸多糖提取纯化及抗肿瘤活性研究［J］.亚太传统医药，2016，12（14）：65-67.

［4］贾义，苏成福，董诚明.山茱萸提取物抗肿瘤作用及机制探讨［J］.中国实验方剂学杂志，2016，22（20）：117-121.

［5］曹喻灵.山茱萸总皂苷对白血病 K562 细胞凋亡的影响［D］.衡阳：南华大学，2013.

龙　眼

【来源】

龙眼为无患子科龙眼属植物龙眼的假种皮。夏、秋两季采收成熟果实，干燥，除去壳、核，晒至干爽不黏。

【性味归经】

味甘，性温。归心、脾经。

【功能】

补益心脾，养血安神。

【现代研究】

龙眼肉主要化学成分为糖类、脂类、皂苷类、多肽类、多酚类、挥发性成分、氨基酸及微量元素。有研究发现，龙眼肉水浸液对人子宫颈癌细胞 JTC–26 有 90% 以上的抑制率，比对照组博莱霉素（抗癌化疗药）要高 25% 左右，几乎和常用抗癌药物长春新碱相当。有实验显示，龙眼多糖与环磷酰胺配伍对抑制 S180 肉瘤有很好增效作用，比单独给予环磷酰胺提高 15.5 个百分点，与低剂量甘薯多糖增加 5– 氟尿嘧啶的抑瘤作用相似。另外龙眼外果皮粗黄酮提取物可抑制 S180 肉瘤生长，具有抗肿瘤作用，且对化疗药物环磷酰胺具有增效减毒作用。龙眼壳总黄酮提取物可明显抑制卵巢癌 SKOV3 细胞和宫颈癌 HeLa 细胞的增殖，且呈现一定浓度和时间依赖性，当总黄酮提取物的浓度为 1.2mg/mL，作用时间为 72 小时，抑瘤率分别为 67.69%、72.30%。龙眼壳粗黄酮提取物可显著抑制食管癌细胞 EC109 和肝癌细胞 Hep G2 的生长，且呈现一定浓度依赖性。

参考文献

［1］盛康美，王宏洁.龙眼肉的化学成分与药理作用研究进展［J］.中国实验方剂学杂志，2010，16（5）：236-238.

［2］郑少泉，郑金贵.龙眼多糖对S180肉瘤的抑制作用研究［J］.营养学报，2009，31（6）：619-620.

［3］郭秋兰.龙眼外果皮粗黄酮提取物对S180肉瘤的抑制作用研究［J］.中国中医药现代远程教育，2015，13（16）：143-145.

［4］宋佳玉，张清伟，刘金宝，等.龙眼壳总黄酮的提取及其抗肿瘤的初步研究［J］.食品研究与开发，2016，37（18）：49-52.

［5］宋佳玉，张清伟，刘金宝，等.龙眼壳粗黄酮提取物体内外抗肿瘤研究［J］.食品研究与开发，2016，37（3）：40-43.

鹿　茸

【来源】

鹿茸为鹿科动物梅花鹿或马鹿的雄鹿未骨化密生茸毛的幼角。前者习称花鹿茸，后者习称马鹿茸。夏、秋两季锯取鹿茸，经加工后，阴干或烘干。

【性味归经】

味甘、咸，性温。归肾、肝经。

【功能】

壮肾阳，益精血，强筋骨，调冲任，托疮毒。

【现代研究】

鹿茸的化学成分主要有无机元素，蛋白质、多肽、氨基酸，脂质类，多胺类化合物，维生素，甾体类化合物，多糖类化合物，核酸、碱基成分等。抗新生血管生成已成为肿瘤的标准治疗方式，鹿茸就具有促新生血管生成作用。鹿茸大、中、小各剂量组对 S180 肉瘤和 H22 荷瘤细胞的生长均有一定抑制作用，大、中剂量组抑制作用均极显著（$P < 0.01$），并且随给药剂量的增加，其抑制作用增强，其抑瘤率最高可达 46.39% 和 41.39%，与白头翁中活性成分的作用一致。

参考文献

［1］胡太超，刘玉敏，陶荣珊，等.鹿茸的化学成分及药理作用研究概述［J］.经济动物学报，2015，19（3）：156-162.

［2］黄伟，杨世海，鞠贵春.梅花鹿茸的化学成分和生理活性研究进展［J］.时珍国医国药，2012，23（5）：1256-1257.

［3］齐艳萍.鹿茸对小鼠肿瘤及免疫功能的影响［J］.黑龙江八一农垦大学学报，2012，24（1）：55-57.

熟地黄

【来源】

熟地黄为玄参科地黄的块根。经加工蒸晒而成。

【性味归经】

熟地黄味甘，性微温。归肝、肾经。

【功能】

滋阴补血，益精填髓。

【现代研究】

熟地黄含梓醇、糖类、地黄素、氨基酸、地黄苷，以及多种微量元素。有实验发现，熟地黄多糖能显著提高机体的正气，抑制肿瘤的生长，增强机体的免疫功能，延长存活时间。

参考文献

［1］李乃谦.熟地黄活性成分药理作用的研究进展［J］.中国处方药，2017，15（1）：14–15.

［2］吴勃岩，王雪，王君龙，等.熟地黄多糖对H22、S180荷瘤小鼠抑瘤作用及存活时间的影响［J］.中医药信息，2012，29（6）：19–21.

附　子

【来源】

附子为毛茛科植物乌头的子根的加工品。6月下旬至8月上旬采挖，除去母根、须根及泥沙，习称"泥附子"。

【性味归经】

味辛、甘，性大热；有毒。归心、肾、脾经。

【功能】

回阳救逆，补火助阳，逐风寒湿邪。

【现代研究】

附子的主要成分为生物碱类，其中以乌头碱骨架的C-19型二萜生物碱为主，其次为C-20型二萜生物碱，以海替生型、维替碱型、纳哌啉型、光翠雀碱型骨架类型为主；除生物碱外，还含有黄酮、皂苷、神经酰胺类等成分。附子多糖的抑瘤机制主要是通过增强机体的细胞免疫功能，诱导肿瘤细胞凋亡和上调抑癌基因的表达等多种因素发挥抗肿瘤作用。附子多糖有效剂量范围内显示出一定的免疫抗肿瘤效应，但对肝癌无直接抑制作用；乌头碱有直接抗肿瘤效应，且对荷瘤小鼠有免疫损伤作用；附子多糖和乌头碱联合使用，可增强抗肿瘤效应，改善乌头碱对Hepa 1-6荷瘤小鼠造成的免疫损伤，乌头碱与附子多糖组成的改变对抗肿瘤效应有一定影响。附子能显著提高CAT的活力，对T-SOD的活力亦有增强作用，降低体内H_2O_2及超氧阴离子自由基的含量，表现出抗氧化、抗自由基作用，这可能是附子抗肿瘤的机制之一。二甲基苯蒽诱导的乳腺癌小鼠表现为体寒血瘀体征，附子总生物碱能改善这些症状，阻止肿瘤进展。

【注意事项】

本品毒性差别很大，如炮制不当或剂量过大，以及煎煮时间不够，均可引起中毒反应。

参考文献

［1］徐硕，梁晓丽，李琼，等.中药附子的研究进展［J］.西北药学杂志，2017，32（2）：248-254.

［2］董兰凤，刘京生，苗智慧，等.附子多糖对H22和S180荷瘤小鼠的抗肿瘤作用研究［J］.中国中医基础医学杂志，2003（9）：14-17.

［3］钱珍.附子多糖联用乌头碱对肝细胞肝癌的作用及机理初步研究［D］.南京：南京中医药大学，2015.

［4］李鸿儒，赵贝，杜钢军，等.附子药酒抗肿瘤初步研究［J］.河南大学学报（医学版），2013，32（2）：84-87，121.

［5］张亚平，杜钢军，孙婷，等.附子总生物碱对乳腺癌小鼠的抗肿瘤作用［J］.中草药，2012，43（10）：1986-1990.

覆盆子

【来源】

覆盆子为蔷薇科植物华东覆盆子的干燥成熟果实。夏初果实由绿变绿黄时采收，除去梗、叶，置沸水中略烫或略蒸，取出，干燥。

【性味归经】

味甘、酸，性温。归肾、膀胱经。

【功能】

益肾，固精，缩尿。

【现代研究】

覆盆子所含化学成分有萜类、黄酮、生物碱和酚酸类等。在研究覆盆子的抗肿瘤作用中，将覆盆子活性成分提取物进行充分干燥，干燥后用肿瘤细胞培养液对提取物溶解，得到不同浓度的覆盆子浆，将不同浓度的覆盆子浆作用于原发性肝癌细胞。实验结果表明，各浓度覆盆子浆均可有效抑制原发性肝癌细胞的增殖。另有研究发现，覆盆子提取物对人肝癌 SMMC-7721 细胞具有抑制其增殖作用，呈现出浓度、时间依赖性，并可联合顺铂增强其抑制效果，有可能成为临床上中西医结合治疗肝癌的新药。

【注意事项】

阴虚火旺，小便短赤者慎服。

参考文献

［1］程丹，李洁，周斌，等.覆盆子化学成分与药理作用研究进展［J］.中药材，2012，35（11）：1873–1876.

［2］崔璐，郑振秋.关于覆盆子化学成分与药理作用的研究进展［J］.全科口腔医学电子杂志，2020，7（1）：192，196.

［3］胡云龙. 覆盆子提取物对人肝癌 SMMC-7721 细胞抑制作用的研究［D］.济南：山东中医药大学，2014.

肉　桂

【来源】

肉桂为樟科植物肉桂的干燥树皮。多于秋季剥取，阴干。

【性味归经】

味辛、甘，性大热。归肾、脾、心、肝经。

【功能】

补火助阳，引火归原，散寒止痛，活血通经。

【现代研究】

肉桂中主要含有挥发油、多糖类、多酚类、香豆素等化学成分。肉桂总多酚可抑制急性淋巴细胞白血病细胞增殖，其可能机制为调节 p38 MAPK 和细胞周期蛋白 B1 两种信号蛋白，破坏细胞周期 G2/M 期中磷酸化 / 去磷酸化作用，阻碍细胞周期 G2/M 期的进程。有研究应用 MTT 方法在光镜下观测肉桂醛对 HeLa 细胞、A-549 细胞和 Hep G2 细胞的生长抑制作用。在光镜下 3 种肿瘤细胞经肉桂醛作用后，细胞出现空泡，肿胀、变圆，细胞间融合、脱落。MTT 结果也表明肉桂醛对 3 种肿瘤细胞有抑制作用，且细胞抑制率与肉桂醛的浓度相关。结果说明肉桂醛对 HeLa 细胞、A-549 细胞和 Hep G2 细胞的生长有抑制作用。用肉桂酸处理骨肉瘤 MG-63 细胞之后发现，肉桂酸明显抑制了 MG-63 细胞的增殖，且 G0/G1 期细胞的比例明显增加。肉桂酸可诱导 MG-63 细胞向成骨细胞分化，从而抑制 MG-63 细胞的增殖。根据相关临床报道显示，在体外肉桂醛可以诱导肝癌 SMMC-7721 细胞凋亡而发挥抗肿瘤作用，对人皮肤黑色素瘤、人白血病细胞、人宫颈癌细胞、人结肠癌细胞等的增殖均有良好抑制作用。

【注意事项】

肉桂是温热性药物，如有口渴、咽干舌燥、咽喉肿痛、鼻子出血等热性症状及各种急性炎症时，均不宜服用。

参考文献

［1］李艳，苗明三.肉桂的化学、药理及应用特点［J］.中医学报，2015，30（9）：1335-1337.

［2］吴存恩，王瑞平，滕钰浩.肉桂活性成分及抗肿瘤作用研究进展［J］.时珍国医国药，2015，26（8）：1985-1987.

［3］陈立平，张慧萍，陈光，等.肉桂油成分分析及肉桂醛体外抗肿瘤活性研究［J］.中国微生态学杂志，2012，24（4）：327-330.

［4］刘卓锋，丁井永，史恒军，等.浅谈肉桂对肿瘤细胞生长增殖抑制作用的研究进展［J］.当代医药论丛，2015，13（4）：24-25.

［5］宋晓兵.肉桂醛对肺癌细胞 A549 具有体外抑制作用［J］.中国卫生标准管理，2014，5（6）：30-32.

北沙参

【来源】

北沙参为伞形科植物珊瑚菜的干燥根。夏、秋两季采挖，除去须根，洗净，稍晾，置沸水中烫后，除去外皮，干燥。或洗净直接干燥。

【性味归经】

味甘、微苦，性微寒。归肺、胃经。

【功能】

养阴清肺，益胃生津。

【临床应用】

常用治肺癌、食管癌、乳腺癌等。

【现代研究】

北沙参的化学成分主要包括挥发油、糖苷、香豆素类等，还含有淀粉、三萜酸、豆甾醇、磷脂、氨基酸等成分。北沙参中含有的异欧前胡素在体外抗肿瘤实验中发现，对人中枢神经系统肿瘤细胞 XF498、人卵巢癌细胞 SK-OV-3 和人肺癌细胞株 A549 等都有明显抑制作用。

【注意事项】

风寒作嗽及肺胃虚寒者忌服。不宜与藜芦同用。

参考文献

［1］刘伟，李中燕，田艳，等.北沙参的化学成分及药理

作用研究进展［J］.国际药学研究杂志，2013，40（3）：291-294.

［2］孙艳菲，张学顺.北沙参药理作用及临床应用研究进展［J］.辽宁中医药大学学报，2015，17（3）：191-193.

补骨脂

【来源】

补骨脂为豆科植物补骨脂的干燥成熟果实。秋季果实成熟时采收果序，晒干，搓出果实，除去杂质。

【性味归经】

味辛、苦，性温。归肾、脾经。

【功能】

温肾助阳，纳气，止泻。

【临床应用】

用于脑瘤、肾癌、大肠癌、卵巢癌等。

【现代研究】

补骨脂含有香豆素类、黄酮类、单萜酚类化合物，也发现其中含类脂类、糖苷类、挥发油，以及微量元素等多种类型的化合物。补骨脂对肺癌、肝癌、乳腺癌、前列腺癌、骨肉瘤和人脑胶质瘤等多种恶性肿瘤细胞有较好抑制作用。有研究表明，补骨脂素可抑制小鼠体内乳腺癌细胞的骨转移，抑制乳腺癌细胞的生长，调节荷瘤小鼠体内骨微环境中成骨细胞和破骨细胞的功能。有实验通过流式细胞仪检测，发现补骨脂素作用24小时后，MCF-7细胞S期细胞百分数明显减低，G1及G2期细胞百分数增高。认为补骨脂素对 MCF-7 细胞抑制作用的机制是使 S 期细胞数减少，抑制细胞 DNA 合成，将细胞阻滞在 G0/1 期及 G2/M 期，干扰细胞周期的进展，降低细胞增殖率。有研究报道，补骨脂啶和补骨脂二氢黄酮甲醚对乳腺癌 MDA-MB-231 细胞和肝癌 Hep G2 细胞均具有抗增殖作用，双补骨脂酚 B 只对肝癌 Hep G2 细胞有一定抗增殖作用。有研究对补骨脂素抗乳腺癌活性进行研究，发现其能显著抑制动物体内乳腺癌细胞的生长，其机制可能与补骨脂素破坏肿瘤细胞 DNA 和诱导线粒体变性等作用有关。另有研究表明，补骨脂素诱导肿瘤细胞凋亡，其促凋亡作用可能是依赖于 p53。补骨脂抗肿瘤机制大致为抑制肿瘤细胞增殖，干扰肿瘤细胞周期，诱导肿瘤细胞凋亡，抑制肿瘤细胞的迁移和侵袭，降低肿瘤细胞的黏附能力。

【注意事项】

阴虚火旺者忌服。

参考文献

［1］鲁亚奇，张晓，王金金，等.补骨脂化学成分及药理作用研究进展［J］.中国实验方剂学杂志，2019，25（3）：180-189.

［2］Chopra B，Dhingra A K，Dhar K L，et al. Psoralea corylifolia L.（Buguchi）- Folklore to modern evidence：Review［J］.Fitoterapia，2013：44-56.

［3］陈莹，吴玥，宋金春.补骨脂化学成分及生物活性研究进展［J］.实用药物与临床，2016，19（9）：1184-1188.

［4］谭敏，孙静，宾晓农，等.补骨脂素对乳腺癌MCF-7细胞的体外抗肿瘤作用［J］.广东医学，2008（11）：1817-1819.

［5］聂丽娟，李红梅，郭星，等.补骨脂抗氧化及抗肿瘤活性成分的研究［J］.蚌埠医学院学报，2015，40（11）：1461-1464.

［6］张学农，王燕燕，吴英华，等.中药补骨脂抗肿瘤活性成分及作用机制的研究进展［J］.巴楚医学，2019，2（1）：102-106.

［7］张郴，张小东，赵佳.补骨脂抗肿瘤作用的研究现状［J］.中外医疗，2017，36（7）：193-195.

灵 芝

【来源】

灵芝是多孔菌科真菌灵芝或紫芝等的干燥子实体。全年均可采收。子实体成熟时，从菌柄下端拧下整个子实体，晾干或低温烘干（温度不超过55℃）。

【性味归经】

味甘，性平。归肺、心、脾经。

【功能】

益气血，安心神，健脾胃。

【临床应用】

常用治鼻咽癌、肺癌、食管癌、肝癌等。

【复方应用】

治鼻咽癌：灵芝 30g，山豆根 10g，地龙干、七叶胆各 20g，白花蛇舌草、半枝莲各 15g。水煎服。

【现代研究】

灵芝的子实体柄粗提取物发挥作用的有效成分主要为蛋白质和多糖。灵芝发挥抑瘤药理作用主要是通过增强宿主的免疫功能，而不是通过灵芝子实体柄粗提取物直接作用于瘤细胞上来抗瘤。黑灵芝多糖 PSG-1 是从黑灵芝子实体中提取的多糖组分，在体内具有很强的抗肿瘤和免疫调节作用，其作用机制可能是通过活化免疫器官，激活免疫细胞及免疫信号通路，来提高机体免疫力；如通过激活 G 蛋白信号转导通路和线粒体凋亡通路，从而促进肿瘤细胞凋亡，最终实现其较强的抗肿瘤作用。目前灵芝除免疫学机制外，还有抑制肿瘤血管新生，抑制肿瘤细胞移动、黏附，抑制肿瘤细胞对抗肿瘤药的多药耐药性等机制，灵芝醇提取物及其所含三萜类成分在体外对肿瘤细胞有直接杀伤作用。

【注意事项】

灵芝对中枢神经系统有明显的抑制作用，故中枢神经处于抑制状态及昏迷患者不宜使用。

参考文献

[1] 赵喜润. 灵芝中三萜类化学成分及其生物活性研究 [D]. 大连：大连医科大学，2016.

[2] 赵明宇. 灵芝的化学成分及药理作用分析 [J]. 首都

食品与医药，2017，24（2）：44-45.

[3]张莘莘.黑灵芝多糖的抗肿瘤活性及其分子机制初探[D].南昌：南昌大学，2014.

[4]林志彬.灵芝抗肿瘤作用的免疫学机制及其临床应用[J].中国药理学与毒理学杂志，2015，29（6）：865-882.

干 姜

【来源】

干姜为姜科植物姜的干燥根茎。冬季采挖，除去须根及泥沙，晒干或低温干燥。

【性味归经】

味辛，性热。归脾、胃、肾、心、肺经。

【功能】

温中散寒，回阳通脉，燥湿消痰。

【现代研究】

干姜的化学成分复杂，含有挥发油、姜辣素、二苯基庚烷等。干姜提取物具有抗肿瘤启动子活性。研究发现，6-姜酚和6-非洲豆蔻醇对人脊髓细胞性白血病（HL-60）细胞的生存和 DNA 合成具有抑制作用。有研究表明 6-姜酚可通过 Bax/Bcl-2、p38/MAPK、TNF-α、ERK1/2、ROS/NF-κB/COX-2、p53 等途径产生抗肿瘤和抗转移作用。另外 6-姜烯酚可通过MAPK、AMPK/AKT 等多个信号通路阻滞肝癌细胞的细胞周期并诱导细胞凋亡。

【注意事项】

阴虚内热、血热妄行者禁服。

参考文献

[1] 孙凤娇, 李振麟, 钱士辉, 等. 干姜化学成分和药理作用研究进展 [J]. 中国野生植物资源, 2015, 34 (3): 34-37.

[2] 营大礼. 干姜化学成分及药理作用研究进展 [J]. 中国药房, 2008 (18): 1435-1436.

[3] 耿胜男, 杨莉, 李阳杰, 等. 基于网络药理学的干姜抗肿瘤转移作用机制分析 [J]. 中药材, 2019, 42 (11): 2658-2668.

高良姜

【来源】

高良姜为姜科植物高良姜的干燥根茎。夏末秋初采挖, 除去须根及残留的鳞片, 洗净, 切段, 晒干。

【性味归经】

味辛, 性热。归脾、胃经。

【功能】

温胃散寒, 消食止痛。

【临床应用】

常用治乳腺癌、肝癌、胃癌等。

【现代研究】

高良姜化学成分主要包括挥发油类、黄酮类、二芳基庚烷类、苯丙素类、糖苷类等。高良姜素对多种癌细胞，如结肠癌、乳腺癌、肝癌、恶性黑色素瘤、卵巢癌、早幼粒细胞白血病和前列腺癌等均表现出抗肿瘤作用。高良姜素具有广谱抗肿瘤作用的是黄酮醇类化合物，其所含不少黄酮类化合物均表现出了一定的抗肿瘤活性，机制是通过诱导肿瘤细胞凋亡、促进肿瘤细胞自噬、抑制肿瘤细胞转移，以及周期阻滞等途径发挥抗肿瘤作用。高良姜素在体内对 MDA-MB-231 生长有明显抑制作用，在体外能抑制 MDA-MB-231 细胞增殖、迁移、侵袭，抑制相关蛋白 PI3K、Akt 和 MMP-2、MMP-9 蛋白表达，抑制转录因子 NF-κB 磷酸化表达及入核，阻断其激活。有研究表明，高良姜素对 7 类肿瘤细胞抑制作用，最敏感的肿瘤细胞为 MCF-7，其次为 Hep G2、MGC-803、A549、HeLa、PC-3，敏感度较差的为 A875。高良姜素对肿瘤细胞的抑制作用呈现出浓度与时间依赖性。有实验采用 JC-1 探针标记，应用流式细胞仪检测线粒体膜电位变化，发现经高良姜素处理后的 Hep G2 细胞线粒体膜电位降低，并呈现剂量 - 效应依赖关系。适当浓度的高良姜素可诱导 Hep G2 细胞凋亡。

【注意事项】

阴虚有热者禁服。

参考文献

[1] 李洪福，李永辉，王勇，等.高良姜化学成分及药理

活性的研究［J］.中国实验方剂学杂志，2014，20（7）：236-244.

［2］陈郑，哈文波.高良姜素抗肿瘤作用机制的研究进展［J］.医学综述，2017，23（9）：1752-1756.

［3］许奕夫，姚鑫.高良姜素抑制乳腺癌转移作用机制研究［J］.中草药，2016（47）：1739.

［4］罗焱，刘丹.高良姜素对不同肿瘤细胞抑制作用［J］.吉林中医药，2020，40（7）：948-950.

［5］刘政，王会.高良姜素对肝癌细胞 Hep G2 的凋亡效应［J］.食品工业科技，2020（22）：1-12.